Anaesthesiology and Resuscitation
Anaesthesiologie und Wiederbelebung
Anaesthésiologie et Réanimation

22

Editores

Prof. Dr. R. Frey, Mainz · Dr. F. Kern, St. Gallen

Prof. Dr. O. Mayrhofer, Wien

H. L'Allemand

Ateminsuffizienz

Pathophysiologie, Klinik und Therapie
der akuten Formen in der Chirurgie

Mit 22 Abbildungen

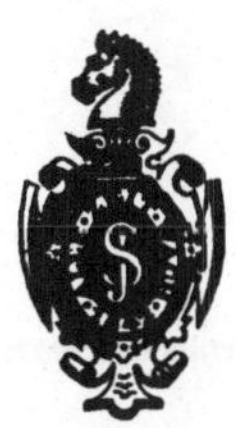

Springer-Verlag Berlin Heidelberg New York 1968

Prof. Dr. med. HEINRICH L'ALLEMAND
Abteilung für Anaesthesiologie
der Universitätskliniken
Gießen

ISBN-13: 978-3-540-04039-2   e-ISBN-13: 978-3-642-99932-1
DOI: 10.1007/978-3-642-99932-1

Titel Nr. 7492

Inhaltsverzeichnis

Einleitung

Die Begriffe einer latenten oder manifesten Ateminsuffizienz sind im medizinischen Sprachgebrauch zwar geläufig und gründlich untersucht. Die postoperative Ateminsuffizienz im Arbeitsbereich des Chirurgen ist mit ihren praktischen Konsequenzen aber nicht genügend bekannt. Manche Kranken, die nach technisch gelungenem Eingriff in der unmittelbaren postoperativen Phase unter der Diagnose des Kreislaufversagens ad exitum kommen, erliegen einer tödlichen Ateminsuffizienz. Das ist keineswegs ein auf die Thoraxchirurgie beschränktes Problem.

Das Krankheitsbild der akuten Ateminsuffizienz versetzt den Kranken in eine Grenzsituation, die dem Kliniker nur eine knappe Zeitspanne zu aussichtsreichem Handeln läßt. Welche pathophysiologischen Kriterien die klinische Beurteilung des Zustandes stützen, welche Maßnahmen zu ergreifen sind und welche Behandlungsstufen dem therapeutischen Plan zugrunde liegen, soll aus der Erfahrung am Krankenbett und experimenteller Untersuchung entwickelt werden. Nicht minder wichtig ist eine Analyse der Leistungsgrenze und der Gefahren aktiver Maßnahmen.

Die Behandlung der Ateminsuffizienz durch künstliche Beatmung kann eine bedrohliche Situation zur Katastrophe führen. Da es sich dabei um eine echte vollständige Substitutions-Therapie handelt, ist die Dosierung des Atemzeitvolumens der entscheidende und limitierende Faktor. Sowohl massive Hypo- wie Hyperventilation ziehen Veränderungen des Kreislaufes und des Stoffwechsels nach sich, die über längere Zeit mit dem Leben nicht mehr vereinbar sind. Ziel der eigenen experimentellen Untersuchungen war es, die Folgen einer Hyperventilation auf den Kreislauf festzustellen. Die Kenntnis der Kreislaufveränderungen im Stadium der Hypokapnie erlaubt, Rückschlüsse auf Überdosierung des Atemzeitvolumens zu ziehen. Auch ohne Kontrolle zeitraubender und komplizierter blutgasanalytischer Untersuchungen ergibt die Beurteilung der Kreislaufsituation des beatmeten Kranken einen klinisch brauchbaren Hinweis auf die Richtigkeit des therapeutischen Vorgehens.

I. Teil

Die akute Ateminsuffizienz

A. Ursachen der akuten Ateminsuffizienz

Lange Zeit schon galt die Aufmerksamkeit der Chirurgen den sogenannten postoperativen Lungenkomplikationen. Darunter wurden alle sichtbar auftretenden Veränderungen am Lungenorgan im Anschluß an eine Operation verstanden, die für einen fatalen Ausgang operativer Bemühungen angeschuldigt werden konnten. Die Zahlen darüber schwanken zwischen 0,28% minimal (KRÖNLEIN 1905) und 12,6% maximal (REINHARDT 1916); in neueren Übersichten werden Zahlen zwischen 0,48% (UMBACH 1949), 1,6% (MANN 1949) und 1,1% (VOSSSCHULTE 1955) angegeben. Dabei war die Aufmerksamkeit der Untersucher auf das pathologisch-anatomische Substrat gerichtet, während die Folgen für den Gaswechsel entweder nicht beachtet oder hinsichtlich des klinischen Bildes nicht verstanden wurden. Hatten BECKER und Mitarb. schon gefunden, daß in einem Viertel aller sogenannten „postoperativen Lungenkomplikationen" dem klinischen Bild ein massiver, anatomisch faßbarer Befund mangelte, so zeigte VOSSSCHULTE an einem großen Krankengut, daß präoperativ bestehende, funktionelle Schäden am Atmungsapparat als potentielle Ursachen für eine unzureichende Atemleistung in der postoperativen Phase erhebliche Bedeutung besitzen.

Auf diese Erkenntnis gestützt, konnte das Problem der postoperativen Pneumopathie einer Bearbeitung unter neuen Gesichtspunkten zugeführt werden. Entscheidende Bedeutung kommt dabei der eingeschränkten Lungenleistung im prä- und postoperativen Stadium zu. Der von VOSSSCHULTE benutzte Terminus „Schäden am Atemapparat" ist zwar zunächst nur eine Sammelbezeichnung für die gestörte oder eingeschränkte Lungenfunktion, wobei offenbleibt, welches spezielle pathophysiologische Geschehen dem Schaden zugrunde liegt. Gleichwohl hat er für den Kliniker den unschätzbaren Vorteil gebracht, auf diejenigen Kranken aufmerksam zu machen, denen postoperativ erhöhte Gefahren von seiten des Gasstoffwechsels drohen. Den Atemphysiologen sind seit langem Grenzwerte der Ventilation bekannt. Nach Untersuchungen von MAURATH, BOLT und Mitarb., RINK, HIRDES und KAPFERER nähern sich Werte der Vitalkapazität von 1000 ml, des Atemgrenzwertes zwischen 25 und 30 l/min, der Sekundenkapazität (HERTZ) von 30% der Vitalkapazität der unteren Grenze einer lebenserhaltenden Ventilation. Ebenso gilt ein Residualvolumen von 50% der

Vitalkapazität als unterer Grenzwert. Werden diese Werte im Anschluß an eine Operation weiter reduziert, so droht eine postoperative Ateminsuffizienz.

1. Primäre präoperative Einschränkung der Lungenfunktion

Wir kennen eine Reihe von subakuten und chronischen Erkrankungen, bei denen die Einschränkung der Atemleistung im Vordergrund des Krankheitsbildes steht oder zumindesten Ventilationseinbußen zu wichtigen Begleitsymptomen gehören. Die folgende Zusammenstellung dieser wesentlichsten Erkrankungen dient dem Zweck, den Kreis von Patienten einzuengen, bei denen im Anschluß an einen operativen Eingriff bedrohliche Insuffizienzgrade der Atmung manifestiert werden können, wenn die primär durch die Grundkrankheit eingeschränkte Atemleistung durch die Auswirkung des operativen Traumas weiter reduziert wird.

Präoperative Einschränkungen der Lungenfunktion und der Atemreserven sind zu erwarten bei:

1. anatomischen angeborenen oder erworbenen Veränderungen des Skelettsystems (Skoliose, Kyphoskoliose, Trichterbrust, Hühnerbrust, Thoraxdeformierung nach Thorakoplastiken);
2. einseitigen und doppelseitigen Pleuraschwarten;
3. Erkrankungen, die mit chronischer Infiltration des Lungengewebes einhergehen (Morbus Boeck, Miliartuberkulose, Silikose);
4. degenerativen Veränderungen der Lunge (Emphysem);
5. Ausfall oder Beeinträchtigung der Zwerchfellfunktion;
6. entzündliche Erkrankungen des Bronchialbaumes und des Lungengewebes (Bronchiektasen, Bronchitis, Pneumonie);
7. schweren Störungen im Mineralhaushalt (besonders bei Hypokaliämie);
8. ausgeprägter chronischer Anämie;
9. Tracheal- und Bronchialstenose;
10. Parenchymverlust nach vorausgegangener Lungenresektion;
11. funktionellen und anatomischen Schäden im Bereich der pulmonalen und cerebralen Strombahn.

ad 1: Die Funktionseinbuße bei der unkomplizierten Skoliose, der Trichterbrust und der Hühnerbrust ist so gering zu veranschlagen, daß sie erfahrungsgemäß im Anschluß an einen operativen Eingriff keine schwerwiegende Insuffizienzgrade der Atmung bedingt. Bei der Kyphoskoliose dagegen ist infolge der mechanischen Thoraxstarre die inspiratorische und exspiratorische Thoraxbeweglichkeit so stark eingeschränkt, daß Lungeninsuffizienzen auch in Ruhe nie vermißt werden. So konnten SCHAUB, BÜHLMANN, KÄLIN und WEGMANN bei der funktionellen Untersuchung von 16 Kyphoskoliotikern alle Grade einer Lungeninsuffizienz bis zur schwersten Globalinsuffizienz mit CO_2-Retention selbst in Ruhe nachweisen. Vitalkapazität und der Atemgrenzwert sind in erster Linie eingeschränkt. Zusätzlich neigen Kranke mit Kyphoskoliose infolge Verziehung von Trachea, Bronchien und Lungenlappen in erhöhtem Maße zu sekundären Entzündungen der Lunge.

In dem Kapitel über die künstliche Beatmung wird aus dem eigenen Krankengut über einen Patienten berichtet, der im Anschluß an eine glattverlaufende Cholecystektomie einer nicht beherrschbaren Ateminsuffizienz auf Grund einer Kyphoskoliose erlag.

Nach Thorakoplastiken ist die Ventilationsmöglichkeit immer deutlich eingeschränkt. MATTHES gibt nach einseitiger Plastik eine Funktionseinbuße von etwa 30% an, wenn das Atemminutenvolumen als Meßgröße zu Grunde gelegt wird. Da aber gleichzeitig die Durchblutung der Lunge auf der operierten Seite etwa in gleichem Verhältnis herabgesetzt wird, bleibt eine Untersättigung des arteriellen Blutes bei funktionstüchtiger contralateraler Seite aus. Im Hinblick auf potentielle Ursachen einer postoperativen Ateminsuffizienz behält aber die Thorakoplastik trotzdem ihre Bedeutung, weil bereits durch geringfügige entzündliche Infiltrationen der contralateralen Lunge die erforderliche Atemarbeit durch die bestehende Ventilationseinbuße nicht mehr erbracht werden kann.

ad 2: In ihren funktionellen Auswirkungen wesentlich einschneidender sind einseitige oder doppelseitige Pleuraschwarten, die Folge früherer Thoraxeingriffe, Pneumothoraxbehandlung oder postpneumonischer Pleuritiden und Empyeme sein können. Bei massiver Pleuraverschwartung sind gleichzeitig äußere Ventilation und Sauerstoffaufnahme gestört. Das Ausmaß der Funktionseinbuße ist unterschiedlich, übersteigt in der Regel aber die Funktionsminderung nach Thoraplastiken erheblich. Im Rahmen eigener Untersuchungen wird im klinischen Teil der Arbeit eingehend darüber berichtet.

ad 3: Bei den chronisch-infiltrativen Lungenprozessen fällt eine systematische Einordnung nach funktionellen Gesichtspunkten schwer, da sich bei der Silicose, dem Morbus BOECK, der Miliartuberkulose und den übrigen Pneumokoniosen die primäre Funktionseinbuße durch die Grunderkrankung von der funktionellen Auswirkung der sekundären Begleitkrankheiten des Lungenorgans selbst kaum trennen lassen. Das konnten ROSSIER und BÜHLMANN am Beispiel der Silicose eindrucksvoll nachweisen. Die von ihnen untersuchten Kranken zeigten erst deutlich meßbare Ventilationsstörungen, wenn das Krankheitsbild durch sekundär auftretendes Emphysem oder zusätzliche Entzündungen der Bronchialschleimhaut kompliziert war.

ad 4: Besondere klinische Bedeutung als „Vorschädigung" erhält das Lungenemphysem, da mit zunehmendem Alter häufig mit dieser Erkrankung zu rechnen ist. Ohne auf die pathologisch-anatomischen Trennungsmöglichkeiten einzugehen, und unter Verzicht auf die Stadieneinteilung des

Emphysems nach ROSSIER, muß hier die Feststellung genügen, daß allen Formen die Blähung der Alveolen gemeinsam ist. Sie führt zu einer Vergrößerung der funktionellen Residualluft und zu einer Zunahme des funktionellen Totraumes. Beim Emphysem liegt also in erster Linie eine Störung der Ventilation vor. Durch diese vermehrte Totraumventilation kann die alveoläre Ventilation bis auf Werte von 30% der Gesamtventilation absinken. Damit wird deutlich, daß der Emphysematiker bereits in Ruhe hyperventilieren muß, wenn eine Retention von Kohlensäure vermieden werden soll.

ad 5: Bereits 1938 hat GAUBATZ nachgewiesen, daß die zu therapeutischen Zwecken durchgeführte einseitige Phrenicusexhairese durch Funktionsausfall des Zwerchfelles immer mit einer erheblichen Einbuße der gesamten Lungenfunktion und der Atemreserven verbunden ist.

Er fand, daß der Atemgrenzwert um 30 % und die Vitalkapazität bis zu 50% abnehmen. Dieses schlechte funktionelle Ergebnis ist untragbar und hat so abschreckend gewirkt, daß die Phrenicusexhairese im Heilplan der Tuberkulose verlassen wurde. Die Funktionsminderung nach Phrenicusexhairese zeigt die enorme Bedeutung der Zwerchfellexkursion für die Ventilation. Aus diesem Grunde sind traumatische Verletzungen der Halswirbelsäule mit Funktionsausfall des N. phrenicus prognostisch so ungünstig. Viele Kranke mit Halswirbelluxation erliegen letzten Endes einer echten Ateminsuffizienz.

ad 6: Im Gegensatz zu den bisher besprochenen Krankheitsbildern haben präoperativ bestehende, entzündliche Infiltrationen der Lunge oder Sekretanschoppung bei Bronchiektasen auf den Gasaustausch einen anderen Effekt. Durch die funktionelle Ausschaltung mehr oder weniger großer Lungenbezirke aus der Ventilation entsteht bei intaktem Pulmonalkreislauf in den erkrankten Gebieten ein funktioneller vasculärer Kurzschluß, der sich in einer Untersättigung des arteriellen Blutes manifestiert. In den meisten Fällen ist dabei die äußere Atmung durch die bestehende Hypoxämie gesteigert, so daß die Kohlensäurespannung im arteriellen Blut normal oder gar erniedrigt gefunden wird. Ist aber die Infiltration bzw. die Verlegung von Luftwegen so massiv, daß die Anzahl der nicht ventilierten Alveolarabschnitte überwiegt, dann tritt zu der Untersättigung des Blutes die Kohlensäureretention hinzu.

ad 7: Schwere Störungen des Mineralhaushaltes, insbesondere des Kaliumstoffwechsels, haben in der Chirurgie vor allem beim Ileus und bei der Pylorusstenose klinische Bedeutung. Es ist seit langem bekannt, daß eine schwere Hypokaliämie neben kardiovasculären Störungen eine lebensbedrohliche Atemmuskellähmung verursachen kann. Der Mechanismus, der bei Hypokaliämie zu Muskellähmung führt, ist von FLECKENSTEIN, SCHÄFER und TRAUTWEIN elektrophysiologisch untersucht worden. Übereinstimmend kamen die Autoren zu dem Schluß, daß Kaliummangel die Erregbarkeit und Kontraktionskraft des Muskels herabsetzt. Damit ist erklärt, weshalb bei hochsitzendem Ileus oder Pylorusstenose, die mit Kaliumverlust durch ständiges Erbrechen einhergehen, die Gesamtventilation beeinträchtigt ist. Dem entspricht die klinische Erfahrung, daß bei den erwähnten Erkrankungen am Ende einer Narkose beim Übergang auf die Spontanatmung mit einer unzureichenden Atemleistung des Patienten gerechnet werden muß. Kurzfristige Beatmung mittels eines Respirators wird sich unmittelbar im Anschluß an einen operativen Eingriff in diesen Fällen nicht umgehen lassen. Sie muß solange fortgesetzt werden, bis das Elektrolytmilieu weitgehend ausgeglichen ist.

ad 8 : Bei hochgradiger chronischer Anämie werden in erster Linie das Kreislaufsystem und das Herz selbst in ihrer Funktion beeinträchtigt. Da bei der sich langsam entwickelnden Anämie als erster Kompensationsmechanismus das Herzminutenvolumen bei gleichzeitiger Erhöhung der arteriovenösen Differenz gesteigert ist, droht die Insuffizienz des Herzens, wenn eine Zunahme der Förderleistung nicht mehr möglich ist, oder wenn durch eine zu rasche Bluttransfusion über eine Erhöhung des Venendruckes das Herzminutenvolumen absinkt.

Trotz dieser dominierenden Wirkung auf das Herz ist der Einfluß der chronischen Anämie auf die Atmung nicht weniger wichtig. Sie ist beim anämischen Kranken gesteigert. Der Lungengesunde kann den erforderlichen Mehraufwand an Atemarbeit erbringen. Insuffizienzen von seiten der Atmung drohen aber dann, wenn durch eine bestehende Schädigung des Atemapparates (z. B. bei Pleuraschwarten) die Möglichkeit zur Ventilationssteigerung fehlt. So erhält die hochgradige Anämie für die postoperative Ateminsuffizienz als Vorschädigung klinische Bedeutung, wenn einschneidende Ventilationseinbußen durch den Eingriff selbst erwartet werden müssen.

ad 9 : Langsam sich entwickelnde Trachealstenosen sind mit dem Leben durchaus vereinbar, führen aber zu einer tiefgreifenden Umstellung der Atemmechanik. Mit zunehmender Einengung der Luftröhre wird die Atemmittellage nach der inspiratorischen Seite hin verschoben, so daß eine Vermehrung der funktionellen Residualluft nicht ausbleibt. Sekundäre entzündliche Veränderungen der Bronchialschleimhaut und Sekretverhaltungen unterhalb der Stenose beeinträchtigen den Gasaustausch zusätzlich.

Ähnliche Auswirkungen auf Atemleistung und Atemökonomie findet man bei Stenosen verschiedener Bronchialabschnitte. Ätiologisch kommen bronchitische Schleimhautschwellungen, Spasmen der Bronchialmuskulatur und Sekretverhaltung in Frage. Im Rahmen der Thoraxchirurgie hat die spezifische Bronchusstenose als Endzustand der ulcerösen Schleimhaut-Tbc. Bedeutung gewonnen. Es darf als experimentell gesichert gelten, daß mäßige Stenosen größerer Bronchien auf den Gasaustausch keinen meßbaren Einfluß ausüben, solange die Atemfrequenz in physiologischen Grenzen gehalten wird. Frequenzsteigerungen bedingen aber rasch eine Abnahme der Exspirationsstromstärke. Es entstehen dem Emphysem ähnliche funktionelle Störungen des Gasaustausches.

ad 10 : Die Spätfolgen nach Lungenresektion (WASSNER, MOCKENHAUPT, RODEWALD) spielen als präoperative Primärschäden erst in neuerer Zeit eine Rolle. Exakte Zahlenangaben über die rein funktionelle Auswirkung eines operativen Parenchymverlustes lassen sich nicht ermitteln, weil der Zustand stets durch präoperative oder postoperative pathologisch-anatomisch determinierte Begleiterscheinungen überlagert ist. Ihre funktionsmindernden Folgen übertreffen meist die des reinen operativen Parenchymverlustes erheblich.

ad 11 : Noch wenig geklärt sind die pathogenetischen Auswirkungen multipler oder ausgedehnter Lungeninfarkte, bei denen der Gasaustausch durch Ausfall mehr oder weniger großer Gefäßgebiete gestört ist. Nach den Untersuchungen von WASSNER haben wir genügend Hinweise, daß gerade die im Gefolge chronischer Parenchymerkrankung auftretenden Sklerosen der peripheren Lungengefäße (z. B. bei pulmonalem Hochdruck) für die Entstehung einer Ateminsuffizienz Bedeutung gewinnen können. Als weitere auslösende Ursachen müssen auch die Störungen der zentralen Atemregulation z. B. bei Hirndruck oder cerebralen Durchblutungsstörungen beachtet werden. DISKOTES und Mitarb. haben nachgewiesen, daß viele Schädel-Hirnverletzte letzten Endes einer Ateminsuffizienz erliegen.

Versucht man, die bisher besprochenen potentiellen Vorschädigungen, die mit einer postoperativen Ateminsuffizienz ursächlich in Zusammenhang gebracht werden müssen, nach *funktionellen* Gesichtspunkten zu ordnen, so ergibt sich eine zumindest klinisch brauchbare Einteilung, wenn zwischen Störung der Ventilation, der Diffusion und Störungen in der pulmonalen Strombahn unterschieden wird.

2. Auslösende Ursachen in der unmittelbaren postoperativen Phase

a) Narkosemittel und Narkose-Adjuvantia. Bei der Abhandlung möglicher Ursachen für das Entstehen einer postoperativen Ateminsuffizienz muß der unmittelbare Einfluß der Narkose auf die Atmung mit in Rechnung gestellt werden. Wohl ist die Depression der Atmung post anaesthesiam bei kritischer Analyse in vielen Fällen fehlerhafter Technik oder Führung der Narkose zur Last zu legen. Sie läßt sich aber speziell nach Anwendung von Barbitursäure nicht immer mit Sicherheit vermeiden. Causal wird bei der postnarkotischen Atemdepression zwischen einer zentralen und einer peripheren unterschieden. Diese Trennung geschieht nicht aus rein formalen Gründen, sondern weil beide Formen einer unzureichenden Atemleistung als spezielle Narkosefolge einer gezielten Therapie zugänglich sind.

Die zentrale Atemdepression ist durch Herabsetzung der Empfindlichkeit des Atemzentrums gegenüber der CO_2-Spannung im arteriellen Blut definiert. Zwar konnte LOESCHCKE in jüngster Zeit experimentell nachweisen, daß die Größe der Ventilation teilweise vom pH-Wert des liquor cerebro-spinalis beeinflußt wird. Wie später noch dargelegt wird, ist aber der pH-Wert des liquor cerebro-spinalis in erster Linie vom Kohlensäuredruck im Blut abhängig, so daß der Kohlensäure ihre entscheidende Bedeutung für den Atemantrieb weiter zuerkannt werden muß.

Bei der heute üblichen Narkosetechnik finden die Barbitursäure und ihre Derivate weit verbreitete Anwendung. Allen Barbitursäureabkömmlingen ist ein atemdepressorischer Effekt eigen. Er wurde von JUST, GORDH u. v. a. spirographisch und blutgasanalytisch nachgewiesen. Dieser Effekt wird verstärkt, wenn Barbitursäure mit Opium-Alkaloiden oder anderen stark wirkenden Analgetica kombiniert wird. So konnten DÖNHARDT und SCHERNAU zeigen, daß die einmalige Injektion von Mo.-Hydrochlorid oder Dolantin in therapeutischer Dosis beim Lungengesunden eine Abnahme des Atemvolumens um 20% bewirkt. Zu ähnlichen Ergebnissen kamen LOESCHCKE und Mitarb., die nachweisen konnten, daß durch intravenös verabreichtes Morphin das Atemzeitvolumen bei konstant gehaltenem alveolaren CO_2-Druck gegenüber dem Ausgangswert signifikant abnimmt. Die Atemsteigerung bei fortlaufender Erhöhung des alveolaren CO_2-Drucks erreichte bei gesunden Versuchspersonen nach Morphin-Applikation einen wesentlich geringeren Wert als bei pharmokologisch unbeeinflußten Versuchspersonen. Der atemdepressorische Effekt von Morphin und Dolantin ist bei Kranken mit Herzinsuffizienz noch stärker ausgeprägt. Bei Rechtsinsuffizienz des Herzens fanden DÖNHARDT und SCHERNAU lebensbedrohliche Senkungen des Atemvolumens bis zu 50% des Ausgangswertes.

Der zentralen Atemdepression steht die Reduktion der Atmung durch partielle Lähmung der peripheren Atemmuskulatur gegenüber. Sie wird regelmäßig bei der Anwendung von Muskelrelaxantien beobachtet. Die Erregungsüberleitung in der motorischen Endplatte wird durch Pharmaka vom Typ des Curare gehemmt; wohl werden die efferenten Impulse regelrecht weiter ausgesendet, können aber infolge der total oder teilweise blockierten motorischen Endplatte nicht mehr in vollem Umfange beantwortet werden. An dieser Stelle muß auf ein äußerst wichtiges Phänomen hingewiesen werden. Die nicht voll abgeklungene Wirkung therapeutisch gebräuchlicher Dosen von Muskelrelaxantien ist klinisch an der fehlenden Muskelspannung der Extremitäten und der herabgestzten äußeren Atmung zu erkennen. Unter dem gleichen klinischen Bild verläuft aber auch die Kohlensäure-Intoxitation, die Folge einer insuffizienten Narkoseatmung oder Beatmung ist. So liegt der Schluß nahe, daß sich unter dem Begriff der sogenannten Recurarisation (spontanes Wiedereinsetzen einer bereits abgeklungenen Curare-Wirkung), eine rasch zunehmende, perakute Ateminsuffizienz verbirgt. Das bedrohliche klinische Bild ist Ausdruck einer excessiven respiratorischen Acidose.

Gegenüber der Atemdepression (zentral oder peripher) treten Faktoren, die im Anschluß an eine Narkose eine mechanische Verlegung oder Einengung der Luftwege bedingen, heute in ihrer Bedeutung in den Hintergrund. Trotzdem sind entzündliche Schleimhautschwellungen im Bereiche des Kehlkopfes nach mechanischer Irritation ernst zu beurteilen; sie werden in der klinischen Literatur unter dem Begriff des „Glottis-Ödems" zusammengefaßt. Bedeutungsvoll sind sie im Säuglings- und Kleinkindesalter, weil hier bereits geringgradige Schwellungen im subglottischen Raum erhebliche funktionelle Einbußen durch Stenoseatmung bedingen. Ebenfalls zur Stenoseatmung führt der postnarkotische Broncho- oder Glottis-Spasmus, für dessen Zustandekommen mehrere Ursachen zu diskutieren sind. Histaminausschüttung nach Curareanwendung, kurzdauernde akute Zustände von Hypoxämie, Hypokapnie nach excessiver Hyperventilation sind ursächlich mit dem Glottis-Spasmus in Zusammenhang gebracht worden. Sicher kommt der Applikation von Prostigmin als Curare-Antidot nach Beendigung einer Narkose gewisse Bedeutung zu. In der Klinik gehört der echte Broncho-Spasmus nach endotrachealer Narkose jedoch zu einer absoluten Seltenheit. Seine Wertigkeit für das Zustandekommen einer Ateminsuffizienz ist dementsprechend von untergeordneter Bedeutung.

b) Ventilationsstörung und fehlender Hustenreflex. Den Chirurgen und Anaesthesiologen ist seit langer Zeit die willkürliche schmerzbedingte Reduktion der Atemexkursion frischoperierter Patienten geläufig, vor allem nach Thorax- und nach Abdominaleingriffen. Diese willkürliche Einschränkung der äußeren Atmung leitet einen verhängnisvollen Circulus vitiosus ein. Selbst kurzdauernde Zustände von Hypoventilation führen rasch zu vermehrter Bronchialsekretion mit funktioneller Ausschaltung einzelner Lungenbezirke. Wird zudem das aktive Abhusten infolge des Wundschmerzes unterdrückt, ist es nurmehr eine Frage der Zeit, wann die bakterielle Superinfektion in den nicht belüfteten Lungenpartien zu entzündlicher Infiltration des Lungenparenchyms führt. Über Ventilations- und Diffusionsstörung schließt der Zirkel zur akuten Ateminsuffizienz mit O_2-Untersättigung und CO_2-Überladung des arteriellen Blutes.

Gleiche Auswirkungen müssen erwartet werden, wenn die Eigenart des chirurgischen Eingriffes die äußere Ventilation erheblich einschränkt. Das ist der Fall nach sehr ausgedehnten Thorakoplastiken, Total- oder Teilresektion des Sternum oder nach großen Parenchymverlusten, z. B. nach Pneumonektomie.

3. Potentielle Ursachen einer Ateminsuffizienz in der späteren postoperativen Phase

a) Sekretanschoppung und Pneumonie. Treten akute Insuffizienzen der Atmung im späteren postoperativen Verlauf der Behandlung auf, so liegen die auslösenden Ursachen letztlich im Lungenorgan selbst begründet. Entzündliche Infiltrationen des Parenchyms spielen die größte Rolle. Bei diesem Entstehungsmechanismus einer Ateminsuffizienz werden anatomisch faßbare Veränderungen am Lungenorgan nie vermißt. Sie sind identisch mit denen, die unter dem Begriff der sogenannten „postoperativen Pneumopathien" von HENSCHEN beschrieben wurden. Ohne Zweifel kommt beim Zustandekommen der postoperativen Pneumonie einer vorausgehenden Sekretanschoppung in kleinen und kleinsten Bronchien entscheidende Bedeutung zu. Für diese Sekretanschoppung muß jedoch in erster Linie – wie bereits dargelegt – die durch den Eingriff bedingte Einschränkung der äußeren Ventilation verantwortlich gemacht werden. Diese Überlegung berechtigt zu der Folgerung, daß sich zwar eine Ateminsuffizienz *gleichzeitig* mit dem Auftreten einer Pneumonie manifestieren kann, daß aber primär der eingeschränkten Ventilation äthiologisch die größere Bedeutung beigemessen werden muß.

Postoperative Pneumonien als Folge einer Aspiration von Mageninhalt während der Narkose sind selten geworden, seitdem die orale Intubation als Hilfsmittel der modernen Anaesthesie zur Routine geworden ist und eine sichere Abdichtung der Trachea gegen den Pharynxraum erreicht werden kann. Demgegenüber ist bei schweren Verletzungen des Schädels, vor allem bei Schädelbasisbrüchen, die mit Bewußtseinsverlust einhergehen, die Aspiration von Blut oder Mageninhalt kein seltenes Ereignis. Sie führen im Verlauf der Behandlung zu meist doppelseitigen Pneumonien mit schwerer Beeinträchtigung des Gasaustausches. So wird verständlich, daß in der *Traumatologie* die Behandlung der Ateminsuffizienz immer mehr an Bedeutung gewonnen hat und zu einer vordringlichen Aufgabe geworden ist.

Anders liegt die Situation jedoch dann, wenn während eines thoraxchirurgischen Eingriffes infektiöses Material (z. B. der Inhalt eines Lungenabscesses oder eitriges Sekret bei einseitigen Bronchiektasen) in die gesunde Lunge übertritt. Obwohl man in der Regel die akute Gefahr der Erstickung durch sofortige Bronchialbaumtoilette beseitigen kann, droht doch im späteren Verlauf die Pneumonie.

b) Atelektasen. Atelektasen einer ganzen Lungenseite oder einzelner Lungenlappen als postoperative Komplikation sind Folge von Sekretverhaltungen in größeren Bronchialabschnitten und betreffen nach Thoraxeingriffen regelmäßig die operierte Seite. Eingeschränkte Ventilationen (z. B. bei Zwerchfellparese durch Phrenicusläsion) und funktionelle oder anatomische Hindernisse im betreffenden Bronchus kommen gleichermaßen ursächlich für die Sekretretention in Frage.

Das läßt sich aus eigenen Untersuchungen am thoraxchirurgischen Krankengut der Klinik nachweisen:

Wegen postoperativer Sekretverhaltung und konsecutiver Atelektasenbildung mußte 150 mal eine bronchoskopische Bronchialbaumtoilette vorgenommen werden. In einem Drittel dieser Fälle mußte für die Sekretverhaltung erhebliche Verziehung und Knickung der Bronchien oder eine massive Verschwellung der Bronchialschleimhaut angeschuldigt werden.

c) Bronchialfistel nach Pneumonektomie. Zu einer gefürchteten Komplikation nach Pneumonektomie mit schweren Beeinträchtigungen des Gasaustausches wird das Auftreten von breiten Bronchialfisteln. Die Auswirkungen auf den Gasaustausch sind komplexer Natur und unabhängig vom Zeitpunkt ihres Entstehens. Sowohl aus therapeutischen als auch aus funktionellen Gründen muß zwischen der Frühfistel und der Spätfistel unterschieden werden. Während die Frühfistel bald nach dem Eingriff oder spätestens innerhalb der ersten beiden Wochen auftritt, kommen Spätfisteln unter Umständen erst Monate post operationem zur Beobachtung. Die funktionellen Auswirkungen beider Fistelformen auf die Atmung liegen in der speziellen Pathophysiologie der Thoraxresthöhle begründet: Während man innerhalb der ersten 14 Tage nach einer Pneumonektomie mit einem beweglichen Mediastinum und einem exsudatgefüllten Pleurahohlraum zu rechnen hat, ist im späteren Verlauf das Mediastinum fixiert, der Pleurahohlraum geschrumpft und der Erguß größtenteils resorbiert.

Das Auftreten der Frühfistel kann aus den oben erwähnten Gründen zu einem dramatischen Ereignis werden, wenn die gesunde Restlunge mit dünnflüssigem Exsudat überschwemmt wird. Der Tod durch akuten Sauerstoffmangel tritt rasch ein, wenn es nicht gelingt, durch Abhusten oder Absaugen die betroffenen Bronchialgebiete von eingedrungenem Sekret zu befreien. Wenn zusätzlich ein Spannungspneumothorax entsteht – was möglich ist –, so wird das noch elastische Mediastinum zur nichtoperierten Lungenseite hin verdrängt. Bedrohliche Einschränkung der Ventilationsmöglichkeit und Beeinträchtigung der Blutzufuhr zum rechten Herzen durch Verziehung der Venen ist die Folge, wenn nicht sofort therapeutische Maßnahmen ergriffen werden, die auf eine Entlastung des Spannungspneumothorax abzielen.

Dieser akute Verlauf fehlt bei der Spätfistel, die immer mit einer infizierten Resthöhle einhergeht. Ihre Auswirkungen auf den Gasaustausch sind jedoch nicht minder einschneidend. Bei geschlossenem Thorax ist die Bronchialfistel durch eine erhöhte Totraumventilation gekennzeichnet, da bei der Inspiration ein Teil des Atemgases über die Fistel in den Pleurahohlraum ausweicht und bei der Exspiration als ungenutzte Pendelluft zurückströmt. Wie bei jeder vermehrten Totraumventilation versucht der Organismus durch erhöhte Atemarbeit den Gasaustausch über die ventilierbaren Lungenabschnitte aufrecht zu erhalten. Das Auftreten einer Bronchialfistel wird sich also bei den Kranken umso verhängnisvoller auswirken, bei denen sich zusätzlich eine Ventilationseinschränkung findet (z. B. bei altersstarrem Thorax).

Prognostisch stellt die Bronchialfistel aber insofern eine schwerwiegende Komplikation dar, als die Superinfektion der ursprünglich gesunden Lungenseite in der Regel nicht ausbleibt.

Aus den bisherigen Ausführungen geht hervor, wie vielschichtig der Entstehungsmechanismus einer postoperativen oder posttraumatischen Ateminsuffizienz sein kann. Selten ist eine Ursache allein verantwortlich zu machen, und in der Regel wirken mehrere Teilfaktoren zusammen. Trifft die Operation einen vorgeschädigten Atemapparat oder treten im Verlauf der postoperativen Phase Komplikationen in der beschriebenen Art auf, so kann eine akute Ateminsuffizienz entstehen. Es sei daran erinnert, daß Schoen und Mitarb. gezeigt haben, wie schon nach Laparotomien nicht selten die unteren ventilatorischen Grenzwerte erreicht werden. Das entspricht den experimentellen Befunden von Gnüchtel über die reflektorische Funktionsstörung des Zwerchfellapparates nach Eingriffen im Oberbauch. Speziell für die Lungenresektion und Thorakotomie hat Wassner nachgewiesen, daß die ventilatorischen Grenzwerte postoperativ oft erreicht und unterschritten werden, unabhängig vom Ausmaß des Parenchymverlustes. Schostok fand schließlich, daß der operierte Lungenflügel nicht nur ventilatorisch, sondern ebenso in seiner Durchblutung postoperativ für eine unterschiedlich lange Zeit schwer beeinträchtigt ist.

Aus klinischen Beobachtungen und spirometrischen Untersuchungen kam uns mehr und mehr die Vermutung, daß von allen möglichen Teilursachen einer Ateminsuffizienz die eingeschränkte Ventilation mit ungenügender Ausscheidung der Kohlensäure die entscheidende Bedeutung besitzt. Die Richtigkeit dieses Gedankens, vor allem die Bedeutung der CO_2-Retention beim Zustandekommen der Ateminsuffizienz, sollte geprüft werden.

B. Die unmittelbaren Folgen einer unzureichenden Atmung auf den Gasaustausch

Die Schilderung der unterschiedlichen Schäden am Atmungsapparat, die einer akuten Ateminsuffizienz ursächlich vorausgehen, hat nicht nur den Zweck, auf jene Kranken aufmerksam zu machen, die intra- und postoperativ durch eine Ateminsuffizienz gefährdet sind. In der Analyse dieser Ursachen ist bereits der Schlüssel für eine kausale Therapie oder gezielte Prophylaxe enthalten. Beides kann nur erfolgreich sein, wenn Untersuchungen und Beobachtungen der Lungenventilation die tragenden Stützen liefern.

Entscheidend für einen ausreichenden Gaswechsel ist die alveoläre Ventilation ($V_{vent.\ alv.}$), deren Umfang unmittelbar abhängig ist von der Größe des Atemvolumens (AV), vermindert um den anatomischen Totraum (T) und von der Atemfrequenz (n). Das ergibt die Beziehung:

$$V_{vent.\ alv.} = (AV - T) \times n.$$

Die Größe des anatomischen Totraums liegt beim einzelnen Individuum fest, er beträgt im Mittel zwischen 250 und 150 ml. Um in der Zeiteinheit eine bestimmte Menge CO_2 auszuatmen, muß das Atemvolumen einen bestimmten Umfang haben, der auf jeden Fall größer sein muß als der anatomische Totraum. Wird nun der Umfang des Atemvolumens aus einem der früher genannten Gründe wesentlich eingeschränkt, so nähert er sich der Größe von T. Ist der Anteil der Totraumventilation an der Gesamtventilation über einen individuell kritischen Wert gestiegen, dann kommt der Augenblick, in dem die Kohlensäure nicht mehr genügend abgeatmet wird.

Das zeigen spirographische Untersuchungen am Menschen:

Wird bei einem Lungengesunden der Inspirationsluft in steigender Konzentration Kohlensäure zugesetzt, so vergrößert die Versuchsperson zu-

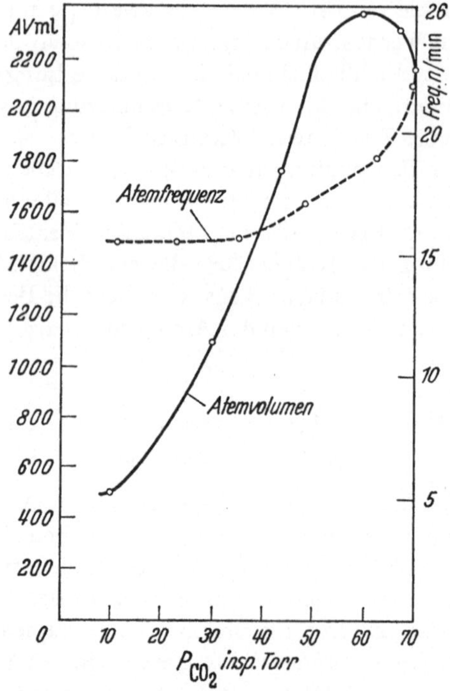

Abb. 1. Verhalten von Atemvolumen und Atemfrequenz bei steigendem CO_2-Druck in der Inspirationsluft. 21jähriger, lungengesunder Mann.
Ordinate: Atemvolumen in ml (links), Atemfrequenz pro min (rechts).
Abszisse: CO_2-Druck in der Inspirationsluft in Torr.
Atemvolumen: ausgezogene, Atemfrequenz: gestrichelte Linie. Bis zu einem pCO_2 von 60 Torr vorwiegend Steigerung des Atemvolumens bei geringer Frequenzzunahme. Oberhalb von 60 Torr Abfall des Atemvolumens und Frequenzsteigerung.

nächst nur ihr Atemvolumen. Es werden schließlich Werte erreicht, die an die Vitalkapazität heranreichen. Wird über diesen Punkt hinaus der Anteil der Kohlensäure in der Inspirationsluft noch weiter erhöht, dann beobachtet man eine mächtige Steigerung der Atemfrequenz, gleichzeitig aber beginnt das Atemvolumen abzusinken.

Im Verlauf unserer Untersuchungen stellt es sich dabei heraus, daß eine Kohlensäurespannung von 55–60 Torr in der Inspirationsluft die obere kritische Grenze darstellt, bei der das Atemvolumen abzufallen beginnt und die Frequenzsteigerung einsetzt. Die CO_2-Drucke im arteriellen Blut liegen unter diesen Versuchsbedingungen um 70 mmHg. Dieser Punkt stellt offensichtlich die Grenze dar, bei der bereits CO_2-Intoxitationserscheinungen des Atemzentrums auftreten. Sie sind für das Absinken des Atemvolumens verantwortlich. Ein typischer Versuchsablauf bei einem Lungengesunden unter den eben geschilderten Bedingungen ist in der Abb. 1 dargestellt.

Im Gegensatz zu diesen eindeutigen und im normalen Streubereich liegenden Befunden bei Lungengesunden stehen die Versuchsergebnisse bei Kranken mit vorgeschädigtem Atemapparat, weil bei ihnen wegen der Grunderkrankung die Möglichkeiten zur Vertiefung der Atmung begrenzt sind oder sogar fehlen. Deshalb bewirken schon weit geringere CO_2-Spannungen in der Inspirationsluft eine erhebliche Frequenzsteigerung der Atmung.

War beim Lungengesunden die kritische Grenze der CO_2-Spannungen in der Atemluft recht genau bei 55 bis 60 Torr abzugrenzen, ist beim Lungenkranken eine zahlenmäßig exakte Größenangabe für die absolute Belastungsfähigkeit gegenüber steigender Kohlensäurekonzentration nur im Einzelfall möglich, weil sie von Ausmaß und Art der Lungenkrankheit abhängt. Besonders begrenzt wird die Belastungsfähigkeit bei Kranken mit doppelseitigen Lungenprozessen. Das sei an einem Patienten mit doppelseitiger Pleuraschwarte gezeigt (Abb. 2).

Infolge der massiven Ventilationseinschränkung wurde bereits bei der geringgradigen CO_2-Belastung von 40 Torr in der Inspirationsluft die kritische Grenze des pCO_2 im Blut von 70 Torr erreicht.

Bei einem inspiratorischen CO_2-Druck von 60 Torr mußte die Untersuchung (Abb. 2) abgebrochen werden, weil ausgesprochene Hechelatmung, motorische Unruhe und erhebliche Cyanose die Grenze der Belastungsfähigkeit des Kranken aufzeigten.

Aus den spirometrischen Untersuchungen am Menschen läßt sich folgern: Steigernde Konzentration von CO_2 in der Atemluft bis zu einem Druck von 55 bis 60 Torr bewirkt primär eine Vertiefung der Atmung ohne wesentliche Änderung der Atemfrequenz. Erst sekundär kommt es zu einer Frequenzsteigerung, wenn eine Vertiefung der Atmung nicht mehr möglich ist. Im arteriellen Blut werden dann Werte gefunden, die bei 70 mmHg liegen. *Die Tachypnoe ist ein sicheres Zeichen dafür, daß eine CO_2-Retention vor-*

liegt, die der Kranke durch eine Steigerung des Atemvolumens nicht mehr überwinden kann.

Nach den Ergebnissen der lungenphysiologischen Untersuchungen war als nächstes die Frage zu klären, ob in Fällen von klinisch manifester Ateminsuffizienz Frequenzsteigerungen der Atmung obligatorisch sind und ob eine Frequenzbeschleunigung der Atmung allein auf eine bestehende CO_2-Retention bezogen werden darf.

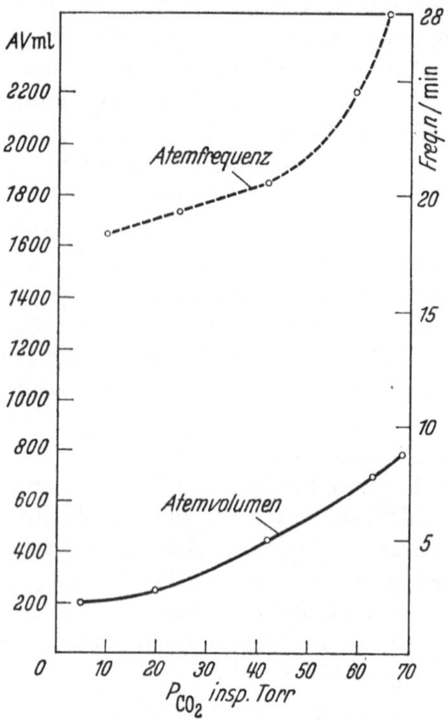

Abb. 2. Verhalten von Atemvolumen und Atemfrequenz unter CO_2-Belastung. 30jähriger Patient mit massiven, doppelseitigen Pleuraschwarten. Ordinate: Atemvolumen in ml (links); Atemfrequenz pro min (rechts). Abszisse: CO_2-Druck in der Inspirationsluft in Torr. Atemvolumen: ausgezogene Linie, Atemfrequenz: gestrichelte Linie. Bereits bei 40 Torr CO_2-Druck erhebliche Steigerung der Atemfrequenz bei nur geringer Zunahme des Atemvolumens.

Das Ergebnis der Untersuchungen am Krankenbett war eindeutig:

Bei 15 Patienten mit klinisch manifester und blutgasanalytisch objektivierter Ateminsuffizienz lag die gemessene Atemfrequenz stets über 35 Atemzügen pro Minute (Tab. 1).

Eine Atemfrequenzsteigerung allein erlaubt jedoch keinen Rückschluß auf das Vorliegen einer Hyperkapnie. So können erhebliche Grade von isolierter Hypoxaemie oder eine erhöhte Körpertemperatur eine Steigerung der Atemfrequenz bewirken. Bei diesen Zuständen ist jedoch das Atemvolumen nicht verringert, in vielen Fällen sogar erhöht, so daß Kohlensäure über das normale Maß hinaus ausgeschieden wird.

Tabelle 1. *Atemfrequenz bei 15 Patienten mit blutgasanalytisch gesicherter und klinisch manifester postoperativer oder posttraumatischer Ateminsuffizienz*

Alter	Eingriff bzw. Verletzung	pCO_2 art. Torr	Atemfrequenz pro min
54	Rippenserienfraktur	61	42
62	Magenresektion	70	46
54	Sternektomie	68	46
63	Rippenfraktur, Milzruptur	60	42
41	Pneumonektomie	68	40
64	Pneumonektomie	64	38
44	Lobektomie, Ileus	56	36
62	Pneumonektomie	68	48
58	Pneumonektomie	58	44
34	Decortikation	56	44
66	Pneumonektomie, Bronchialfistel	64	46
54	Thorakoplastik	54	35
51	Cholecystektomie	68	50
62	Thorakotomie	60	44
28	Pneumonektomie	64	48

Soll daher aus dem Verhalten der Atemfrequenz auf den CO_2-Spiegel im Blut geschlossen werden, so muß gleichzeitig die Größe des Atemvolumens als Kriterium mit herangezogen werden. Erst wenn sich diese beiden Größen entgegengesetzt verhalten, ist der Schluß auf eine eingeschränkte Ventilation erlaubt.

Die Gültigkeit dieser Anschauung und die entscheidende Bedeutung retinierter Kohlensäure im Blut gehen aus folgender klinischer Untersuchung hervor:

Ein 54 jähriger Kranker litt seit mehr als einem Jahr an einer doppelseitigen offenen Lungentuberkulose. In suizidaler Absicht war er aus dem Fenster gesprungen und hatte sich dabei Rippenserienfrakturen rechts, eine Oberarmkopffraktur rechts, einen Beckenbruch und eine Nierenkontusion zugezogen. Als Folge der Lungentuberkulose war also die Diffusionsfläche primär reduziert. Durch die Rippenserienfrakturen wurde die Thoraxbeweglichkeit zusätzlich eingeschränkt, der Hustenreiz wurde schmerzbedingt unterdrückt. Trotz dieser dreifachen Einschränkung der Lungenfunktion ging es dem Kranken in den ersten 24 Stunden nach der Klinikaufnahme gut.

Als erstes Zeichen einer beginnenden Ateminsuffizienz wurde eine Dyspnoe beobachtet, die Atemfrequenz betrug 32/Min. Dann ging die Urinausscheidung deutlich zurück, was fälschlicherweise auf die Nierenkontusion bezogen wurde. Schließlich wurde der Kranke zunehmend un-

ruhiger. Weitere 12 Stunden später war er tief bewußtlos. Die Atemfrequenz
betrug 42/min bei sichtbar kleinem Atemvolumen (fliegender Atem). Durch
Tracheotomie konnte der lebensbedrohliche Zustand beherrscht und über-
wunden werden.

Verhalten von Atemfrequenz und der arteriellen Blutgase dieses Kranken
sind in Abb. 3 graphisch wiedergegeben.

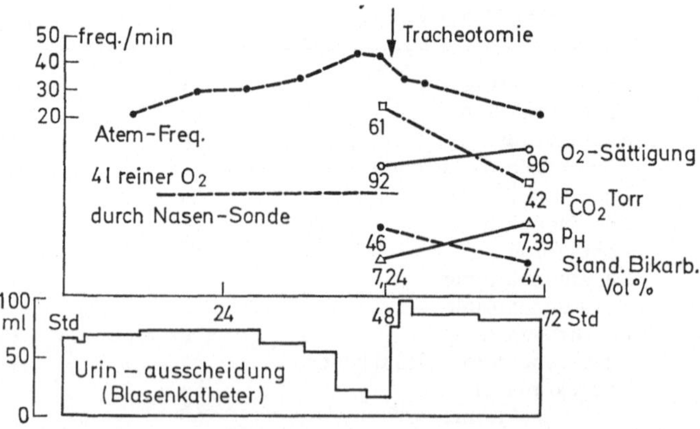

Abb. 3. Verhalten von Atemfrequenz, arteriellen Blutgasen und Nierenfunktion
bei einem Patienten mit Rippenserienfrakturen rechts bei bestehender, doppelseitiger Lungentuberkulose. Beseitigung einer dekompensierten respiratorischen Acidose durch Tracheotomie.

Daß die extreme Beschleunigung der Atmung ein Zeichen von CO_2-
Retention und damit eindeutig die globale Ateminsuffizienz durch herabgesetzte Ventilationen bewiesen war, zeigen die zu diesem Zeitpunkt bestimmten Werte der aktuellen Blutgase. Dabei ist bemerkenswert, daß die
im Verlauf der CO_2-Retention immer auftretende Untersättigung des arteriellen Blutes durch nasale Zufuhr reinen Sauerstoffs weitgehend kompensiert war. Die Problematik der O_2-Zufuhr bei Zuständen akuter globaler
Insuffizienz bei CO_2-Retention wird in einem späteren Kapitel noch be-
sprochen. Zweifellos zeigt dieses klinische Beispiel in recht deutlicher Weise,
daß ohne Tracheotomie die Erhöhung des Kohlensäuredrucks dem Kranken *trotz ausreichender O₂-Sättigung des Blutes* zum Verhängnis geworden wäre.

Diese klinische Beobachtung erläutert aber darüber hinaus noch einen
weiteren wichtigen Punkt:

Für die Beurteilung einer postoperativen Ateminsuffizienz ist das klinische Bild allein maßgebend, während Laboratoriumsbefunde wohl wertvolle Aussagen liefern, aber eine kritische Bewertung des momentanen
klinischen Zustandes nicht gestatten. Wären dazu bei dem beschriebenen
Fall der Kohlensäuredruck im arteriellen Blut und die O_2-Sättigung allein
herangezogen worden, so hätte man auf Grund der Laboratoriumswerte

durchaus nicht den Eindruck einer akut lebensbedrohlichen Situation zu haben brauchen. Sättigungswerte von 92% und CO_2-Drucke von 61 Torr sind bei Emphysematikern vielfach beschrieben, ohne daß sofortiges aktives Eingreifen notwendig war.

Es war daher zu klären, warum in einem Falle erhöhte CO_2-Spannungen im Blut vom Organismus toleriert werden können, die im anderen Falle für das Zustandekommen einer akuten lebensbedrohlichen Situation angeschuldigt werden müssen.

Die zusätzliche Untersuchung der Alkalireserve im Blut liefert bei der Bearbeitung dieser Fragestellung entscheidende Hinweise: Bei allen Kranken, bei denen sich die Ateminsuffizienz über einen langen Zeitraum entwickelt hat, findet man eine erhöhte Pufferkapazität des Blutes, wie ROSSIER und Mitarb. durch Blutgasanalysen bei Emphysemkranken zeigen konnten. Durch diesen Kompensationsmechanismus über den Stoffwechsel kann der pH-Wert des Blutes weitgehend über lange Zeit in physiologischem Bereich gehalten werden. Diese Kompensationsmöglichkeit fehlt aber, wenn eine Ateminsuffizienz im Anschluß an eine Operation oder ein Trauma in kürzester Zeit entsteht. Der kaum von der Norm abweichende Standardbicarbonat-Wert bei dem eben erwähnten Kranken, bei dem sich die lebensbedrohliche Situation als Folge der eingeschränkten Ventilation innerhalb weniger Stunden entwickelt hatte, stützt die Gültigkeit dieser Auffassung. Sie konnte weiterhin durch eigene blutgasanalytische Untersuchungen an einer Reihe von Patienten untermauert werden, bei denen die Ateminsuffizienz als Folge einer Operation oder eines den Thorax betreffenden Traumas aufgetreten war. Immer wurden normale oder sogar verminderte Standardbicarbonatwerte nachgewiesen, so daß der pH-Wert des Blutes bei diesen Fällen zur sauren Seite hin verschoben war (Tab. 2).

Tabelle 2. *Standardbicarbonatwerte von 10 Patienten mit postoperativer bzw. posttraumatischer, akuter Ateminsuffizienz*

Alle ermittelten Werte liegen im Bereich der Norm

Alter	Eingriff	Standard-Bicarbon. Vol. %	pH art.
34	Pneumonektomie	42	7,29
54	Rippenfraktur	46	7,24
62	Magenresektion	40	7,22
48	Magenresektion	36	7,20
62	Pneumonektomie	38	7,29
44	Lobektomie	36	7,30
66	Pneumonektomie	42	7,24
51	Cholecystektomie	44	7,22
62	Thorakotomie	40	7,29
58	Pneumonektomie	42	7,27

Diese am Krankenbett erhobenen Befunde machen die schlechte Toleranz erhöhter CO_2-Werte im Blut bei plötzlicher und entscheidender Ventilationseinschränkung verständlich. Da sich Ateminsuffizienzen im Arbeitsbereich des Chirurgen im Anschluß an eine Operation, ein schweres Trauma oder als Folge postoperativer Komplikationen immer in kurzer Zeit voll entwickeln, soll dafür der Begriff „akute postoperative Ateminsuffizienz" eingeführt werden. Mit diesem Terminus soll zum Ausdruck gebracht werden, daß in allen diesen Fällen stets mit den pathophysiologischen Auswirkungen einer nicht kompensierten, respiratorischen Acidose zu rechnen ist. Ihre nahe Beziehung zur Asphyxie wird noch abzuhandeln sein.

C. Die Folgen einer unzureichenden Atmung für die Organfunktionen

Als Folge einer unzureichenden Spontanatmung kommt es zu einer graduell unterschiedlichen und weitgehend von der Art des jeweiligen Lungenprozesses abhängigen CO_2-Retention und zu einer gestörten O_2-Aufnahme.

Diese Änderung des Blutchemismus zieht an den verschiedenen Organsystemen unterschiedliche Reaktionen nach sich. Wenn im folgenden zunächst die Auswirkung einer CO_2-Retention und dann die Folgen einer O_2-Untersättigung getrennt voneinander referiert werden, geschieht das aus Gründen der Übersichtlichkeit. Tatsächlich gehen beide Reaktionsreihen nebeneinander her, überdecken und verstärken sich wechselseitig. Bei dieser formalen Trennung wirkten aber auch schon therapeutische Überlegungen mit, da eine O_2-Untersättigung in der Regel sich ebenso einfach wie wirkungsvoll behandeln läßt. Das eigentliche Therapieproblem liegt aber in der Beseitigung der CO_2-Retention.

1. Die Folgen einer CO_2-Retention auf den Kreislauf

Nach den Mitteilungen von v. EULER, LILJESTRAND, HERTZ, WASSNER und BÜHLMANN bewirkt eine Erhöhung des CO_2-Gehalts im Blut regelmäßig einen Druckanstieg im Stromgebiet der Arteria pulmonalis. Diese Druckerhöhung wird als Folge einer Kontraktion der peripheren, muskulären Lungengefäße interpretiert. Erst beim Erreichen oder Überschreiten toxischer CO_2-Drucke im arteriellen Blut, die über 70 Torr gelegen sein dürften, folgt der Vasokonstriktion eine Lähmung der Gefäßmuskulatur, so daß im Experiment mehr oder weniger plötzliche Drucksenkungen in der Pulmonalarterie erzeugt werden können. Richtungsmäßig das gleiche Verhalten beschrieb unter anderem HOLMDAHL für den Körperkreislauf.

In einer Versuchsserie sollte im Tierexperiment die Frage untersucht werden, ob die beobachteten Drucksteigerungen in Aorta und Arteria pulmonalis unter CO_2-Belastung ausschließlich durch Erhöhung des peripheren Strömungswiderstandes zustande kommen oder ob dabei Veränderungen der Stromstärke mitverantwortlich sind. Die von DRAPER und WHITEHEAD angegebene Methode der sogenannten Diffusionsatmung schien uns zur Prüfung dieser Fragestellung geeignet; denn nach vorheriger Denitrogenation des Versuchstieres durch Sauerstoffbeatmung bewirkt ein induzierter Atemstillstand lediglich eine langsam zunehmende Hyperkapnie. Dagegen bleibt die Sauerstoffsättigung des arteriellen Blutes während einer Versuchsdauer von 15 Minuten in physiologischem Bereich. Beobachtete oder gemessene Änderungen einzelner Kreislaufgrößen können daher als direkte Auswirkung einer respiratorischen Acidose aufgefaßt werden. DRAPER und WHITEHEAD verwendeten zur Induktion des Atemstillstandes eine Dauertropfinfusion von *Pentothal*. Es schien aber ratsam, diese Methode zu verlassen, weil

1. zum Erreichen eines langdauernden Atemstillstandes Pentothal so hoch dosiert werden muß, daß eine direkte toxische Schädigung des Herzmuskels befürchtet werden muß,

2. der spezifisch „entzügelnde" Effekt der Barbitursäure auf den Kreislauf bei unserer speziellen Fragestellung ausgeschlossen werden mußte.

Aus diesen Gründen wurde d-Tubocurarinchlorid (0,1 mg/kg) zum Erreichen eines totalen Atemstillstandes verwendet. In dieser Dosierung sind spezifische Effekte auf Herz und Kreislauf nicht bekannt.

Die Ergebnisse dieser Versuche sind in Tab. 3 a u. b zusammengefaßt.

Nach 15 min Diffusionsatmung wurde bei 5 Hunden eine Erhöhung des Mitteldrucks in der Arteria pulmonalis um 14%, in der Aorta um 38% gemessen. Zum Zeitpunkt der Kreislaufmessung lag die arterielle O_2-Sättigung aller Versuchstiere über 95%; die pH-Werte im arteriellen Blut schwankten zwischen 7,1 und 7,2. Im Mittel betrug der CO_2-Gehalt des arteriellen Blutes 56 Vol%.

Bei allen 5 Versuchstieren erhöhte sich das Herzminutenvolumen gegenüber seinem Ausgangswert, das bei einem normalen Blutchemismus unter O_2-Beatmung zugrunde gelegt wurde. Auf Grund der Farbstoffverdünnungskurven wurde im Mittel eine Zunahme der Stromstärke um 63% errechnet. Dieser Befund zwang zu kritischer Prüfung der Farbstoffmethode unter den gegebenen Versuchsbedingungen. Es ist bekannt, daß diese Methode bei akuten Kreislaufveränderungen (z. B. nach Injektion vasoaktiver Pharmaka) Ergebnisse liefert, die nur mit Vorbehalt zu verwerten sind. Aus diesem Grunde wurde bei allen Versuchstieren der Druck in der Vena pulmonalis registriert, um zusätzlich einen Hinweis auf die Hämodynamik des Pulmonalkreislaufes zu gewinnen. Bei diesen Druckmessungen ergab sich synchron mit dem Druckanstieg in der Arteria pulmonalis eine Zunahme des Druckes auf der venösen Seite um 31%, so daß sich der Druckgradient Δp gegenüber seinem Ausgangswert praktisch nicht ver-

Tabelle 3a. *Denitrogenation nach 20 min O_2-Beatmung mit Starling-Pumpe*

Blutgaswerte und hämodynamische Daten in Lungen- und Körperkreislauf von 5 Hunden (Nr. 1–5) nach 20 min O_2-Beatmung. Gemessen bzw. errechnet:

Drucke in arteria und vena pulmonalis, in der arteria femoralis, Herzfrequenz, Herzminutenvolumen (V_m), Schlagvolumen (V_s) und Strömungswiderstand in Lungen- und Körperkreislauf (mmHg/l/min), pH-Wert und Kohlensäuredruck im arteriellen Blut. Bei allen Versuchen betrug die O_2-Sättigung 100 %

Nr.	art. pulm. mmHg	ven. pulm. mmHg	Δp mmHg	Herz-frequenz min	V_m l/min	V_s ml	periph. Widerst. Pulm.-Kreis'. mmHg/l/min	art. fem. mmHg	periph. Widerst. Körper-Kreisl. mmHg/l/min.	pH art.	pCO$_2$ art. Torr	art. Sätt. %
1	18,1	6,2	11,9	141	2,1	15	5,7	75	36	7,42	38	
2	13,1	7,3	5,8	160	1,5	9	3,9	77	51	7,44	36	
3	16,2	7,5	8,7	138	2,5	16	3,9	115	52	7,39	39	
4	18,1	6,9	11,2	172	3,6	21	3,2	103	29	7,45	34	
5	14,2	5,0	9,2	115	2,2	19	4,2	93	42	7,40	40	
Mittel	16,0	6,6	9,4	145	2,3	16	4,2	92	42	7,42	37	

Tabelle 3b. *Nach 15 min Atemstillstand, O_2-Diffusions-Atmung*

Blutgaswerte und Kreislaufgrößen derselben Versuchstiere (Nr. 1–5) nach 15 min Atemstillstand und O_2-Diffusions-Atmung Art. Sättigung im Mittel 95 %, pCO$_2$ im Mittel 146 Torr. Die Druckzunahme im Pulmonalkreislauf nach 15 Minuten Versuchsdauer ist in erster Linie durch eine Zunahme der Stromstärke bedingt.

Der Druckgradient zwischen Lungenarterie und Lungenvene (Δp) bleibt in Hyperkapnie praktisch unverändert

Nr.	art. pulm. mmHg	ven. pulm. mmHg	Δp mmHg	Herz-frequenz min	V_m l/min	V_s ml	periph. Widerst. Pulm.-Kreisl. mmHg/l/min	art. fem. mmHg	periph. Widerst. Körper-Kreisl. mmHg/l/min	pH art.	pCO$_2$ art. Torr	art. Sätt. %
1	19,6	8,1	11,5	88	5,6	64	2,1	153	27	7,12	136	95
2	15,1	8,7	6,4	81	1,9	24	3,3	100	50	7,04	148	95
3	16,7	9,5	7,2	106	3,2	30	2,2	129	40	7,20	126	96
4	22,0	7,1	14,9	106	5,2	49	2,9	133	27	7,18	156	96
5	17,6	9,6	8,0	69	2,4	35	3,3	104	44	7,01	164	95
Mittel	18,2	8,6	9,6	90	3,7	41	2,8	124	38	7,11	146	95

änderte. Wäre die beobachtete Druckerhöhung in der Pulmonalarterie nach 15 min Versuchsdauer in erster Linie durch Änderung der Strömungswiderstände bedingt, so müßte – unter der Annahme einer konstant gebliebenen Stromstärke – eine Vergrößerung des Druckgradienten erwartet werden. Sie blieb aber aus. Aus diesen Überlegungen kann direkt geschlossen werden, daß unter den Versuchsbedingungen der Diffusionsatmung die Methode nach HAMILTON richtungsmäßig verwertbare Ergebnisse liefert. Die Zunahme der gemessenen Stromstärke bei erhöhtem CO_2-Gehalt des Blutes erklärt den Druckzuwachs im arteriellen Schenkel des Pulmonalkreislaufes befriedigend.

Das Verhalten des Körperkreislaufes unter Hyperkapnie entspricht in seiner Haemodynamik weitgehend dem des Pulmonalkreislaufes. Die immer reproduzierbare Drucksteigerung ergab sich bei 2 Versuchstieren aus einer Zunahme der Stromstärke und des peripheren Widerstandes, bei den restlichen 3 Tieren war sie allein durch eine erhöhte Stromstärke bedingt.

Der Mechanismus, der unter den Bedingungen der Diffusionsatmung zu einer Zunahme des Herzminutenvolumens führt, war bei den vorliegenden Untersuchungen nicht zu klären. Zu diskutieren ist eine erhöhte Adrenalin-Ausscheidung in der Phase der Acidose, die beim Hund zu Entleerungen der Blutspeicher in der Milz führt. Weiter ist die Ansicht von BROWN zu erwähnen, der ähnliche hämodynamische Veränderungen durch Erzeugen eines Hirndrucks auslösen konnte. Seine Interpretation des unter CO_2-Belastung beobachteten Blutdruckanstiegs geht dahin, daß die Hypertonie über eine Hirndrucksteigerung auf zentral nervösem Wege zustande kommen müsse.

Zu entscheiden bliebe noch die Frage, ob qualitativ oder quantitativ unterschiedliche Reaktionsabläufe innerhalb verschiedener Gefäßprovinzen existieren. Hier sind nur das Verhalten des Hirnkreislaufes und die Nierenzirkulation genau untersucht. BERNSMEIER fand mit Hilfe der Stickoxydul-Methode, daß die Gefäße des Gehirns auf CO_2 mit Vasodilatation reagieren. Die Hirndurchblutung kann unter Hyperkapnie bis auf das dreifache zunehmen, was zu Hirnödem und einer absoluten Zunahme des Hirnvolumens führt. Entgegengesetzt reagieren die Nierengefäße. Nach den Untersuchungen u. a. von HOLMDAHL kommt es bei erhöhten CO_2-Drucken im Blut zu einer Drosselung der Nierendurchblutung infolge Vasokonstriktion, die bis zur Anurie führen kann.

Die direkte Wirkung hoher CO_2-Spannungen im Blut auf den *Herzmuskel* ist Gegenstand zahlreicher experimenteller Arbeiten. So berichtet HEATH, der Hunde in Thiopentalnarkose mit einem Gasgemisch, das 30% CO_2 enthielt, beatmete, daß nach Absetzen der Beatmung der Blutdruck bei 50% der Versuchstiere kritisch absank. Da sich bei der Errechnung der peripheren Gefäßwiderstände bei seinen Versuchen keine eindeutige Änderung ergeben hatte, glaubte HEATH schließen zu dürfen, daß der Herzmuskel durch hohe CO_2-Drucke im Blut direkt geschädigt wird. Eine unmittelbare Wirkung auf den Herzmuskel nehmen auch GUFFANTI und NOLI an, die bei Untersuchungen Kranker in der postoperativen Phase eine Störung der Erregungsleitung mit erhöhtem Kohlensäurespiegel des Blutes in Verbindung bringen. Sie machen für postoperativ auftretendes Vorhofflimmern eine alveoläre Hypoventilation verantwortlich.

Zur Frage der Wirkung der Kohlensäure auf den Herzmuskel wurden eigene Untersuchungen angestellt mit dem Ziel, im Tierexperiment zu klären, bei welchem pCO_2-Wert Störungen der Herz- und Kreislauffunktion faßbar werden.

Im Gegensatz zu der Methodik der meisten anderen Untersucher wurde die Spontanatmung der Versuchstiere durch Muskelrelaxantien ausgeschaltet und durch eine volumenkonstante maschinelle Beatmung ersetzt. Dem Atemgemisch wurde laufend CO_2 in steigender Konzentration zugesetzt. Durch entsprechende Zugabe von reinem Sauerstoff zum Atemgasgemisch wurde für eine normale Arterialisierung des Blutes Sorge getragen. Durch diese Versuchsanordnung kann die Ventilationsgröße exakt über die gesamte Versuchsdauer konstant gehalten werden. Dadurch entfallen größere endothorakale Druckschwankungen, die bei erhaltener, maximal durch CO_2 angetriebener Spontanatmung auftreten. Unter diesen Bedingungen beobachtete Kreislaufveränderungen dürfen ausschließlich als CO_2-Wirkung interpretiert werden, da Blutverschiebungen durch mechanische Ursachen ausgeschlossen sind.

Bei allen Versuchstieren wurden folgende Größen errechnet oder gemessen: pH-Wert, Kohlensäuredruck, Standardbicarbonat und O_2-Sättigung im arteriellen Blut, der arterielle Blutdruck über ein Statham-Element in der Aorta. Das EKG wurde in den 3 Standardableitungen registriert.

Abb. 4 gibt einen typisch ablaufenden Acidoseversuch wieder. Bei einem arteriellen pCO_2 von 60 Torr (erreicht nach 22 min) erlaubt die Beurteilung des EKG noch keinen Hinweis auf eine Schädigung des Herzmuskels. Zu diesem Zeitpunkt ist der arterielle Blutdruck um 15 mmHg angehoben. Weitere langsame Erhöhung der CO_2-Konzentration in der Inspirationsluft führt zu den ersten Veränderungen im Ablauf der Herzstromkurve. Es sind gelegentliche Extrasystolen und Störungen der Erregungsrückbildung zu registrieren. Bei einem pCO_2-Wert von 110 Torr im arteriellen Blut wird die toxische Wirkung der Kohlensäure deutlich: Die Herzfrequenz steigt rapid an, im EKG sind schwere Störungen der Erregungsrückbildung zu beobachten, die T-Welle wird in Ableitung 1 und 2 negativ. Der drohende Kreislaufzusammenbruch bahnt sich durch einen mehr oder weniger kritischen Blutdrucksturz an. Weitere Erhöhung des CO_2-Anteiles in der Atemluft bringt Herz- und Kreislauffunktion rasch zum Erliegen. Der arterielle Blutdruck sinkt unter den kritischen Gefäßverschlußdruck. Elektrokardiographisch zeichnen sich lediglich noch Vorhoferregungen mit gelegentlichen linksventrikulären Extrasystolen ab. Der Tod des Tieres tritt unter Kammerflimmern ein.

Diese an einem Einzelbeispiel gezeigten Veränderungen der Herz- und Kreislauffunktion unter CO_2-Belastung waren in weiteren 9 Versuchen reproduzierbar: Erhöhungen des arteriellen pCO_2 bis 60 Torr ließen bei gesunden Versuchstieren (Hunden) keine sichtbaren Veränderungen im EKG erkennen. Oberhalb von 70 Torr wurden dagegen immer Störungen der Herz- und Kreislaufdynamik faßbar. Bei einem Teil der Versuchstiere blieb bei extrem hohen CO_2-Drucken das Kammerflimmern aus und das Herz blieb in Diastole stehen.

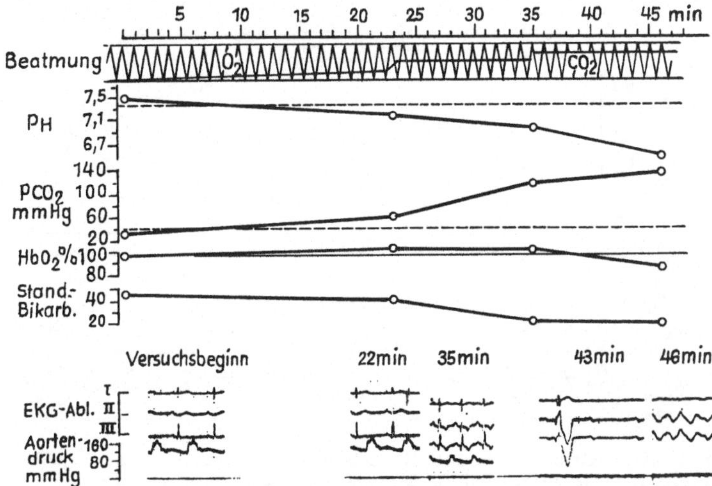

Abb. 4. EKG, Aortendruck und Blutgaswerte (pH, pCO_2 und arterielle O_2-Sättigung) bei stufenweiser Erhöhung des CO_2-Anteils in der Inspirationsluft (20 %–80 %). Volumenkonstante Beatmung mit dem Engström-Respirator. Hund, Narkose: 30 mg/kg Thiopental, Relaxation: 2 mg Imbretil. Trotz Normoxämie Kammerflimmern infolge Hyperkapnie.

Diese Versuche zeigen, daß trotz Normoxaemie durch erhöhte CO_2-Spannung im Blut der Herzmuskel toxisch geschädigt wird. Offen bleibt nach diesen Experimenten, ob hier eine direkte Wirkung der Kohlensäure vorliegt, oder ob die Verschiebung der Wasserstoff-Ionen-Konzentration zur sauren Seite hin ursächlich als auslösender Faktor in Frage kommt.

Es lag daher nahe, in einer weiteren Versuchsserie an Hunden zu prüfen, ob sich die toxische Wirkung der Hyperkapnie im gleichen Umfang nachweisen läßt, wenn der erzeugten respiratorischen Acidose durch vorherige und gleichzeitige Gabe von $NaHCO_3$ entgegengewirkt wird.

Diese Versuche ergaben, daß bei allen Tieren entscheidende Veränderungen des EKG und des Kreislaufes bei CO_2-Spannungen bis 120 Torr ausbleiben, wenn der pH-Wert des arteriellen Blutes die kritische Grenze von 7,2 nicht unterschreitet. Selbst eine 30 min dauernde Beatmung mit 80% CO_2 und 20% O_2 in der Inspirationsluft wurden von einem Versuchstier überlebt, obwohl die zugeführte Natriumbicarbonatmenge von 25 g zur vollen Kompensation der Acidose nicht ausreichte (Abb. 5).

Diese eigenen Versuchsergebnisse stimmen mit denen überein, die BÜCHERL unter ähnlichen Versuchsbedingungen erhoben hat. Sie zeigten, daß offensichtlich der Verschiebung des pH-Wertes zur sauren Seite hin beim Zustandekommen der CO_2-Intoxikation die größte Bedeutung zukommt,

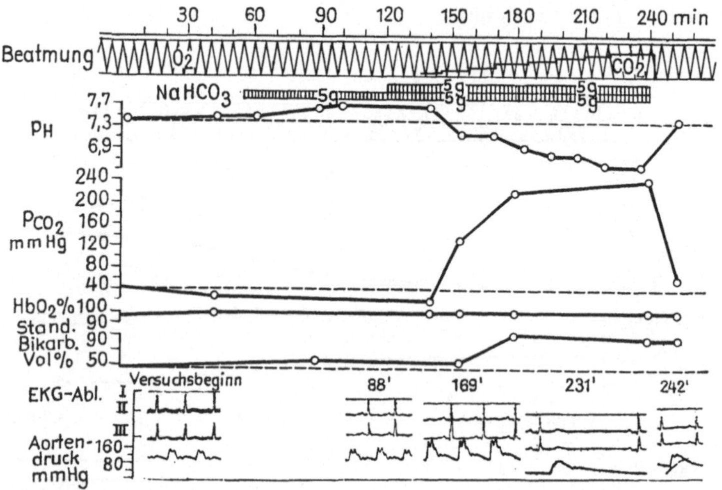

Abb. 5. EKG, Aortendruck und Blutgaswerte bei stufenweiser Erhöhung des CO_2-Anteils in der Inspirationsluft (20 %–80 %). Kompensation der respiratorischen Acidose durch $NaHCO_3$. Volumenkonstante Beatmung mit dem Engström-Respirator.

da ihre Auswirkung – wenigstens kurzfristig – durch $NaHCO_3$ aufgehoben werden kann. Der Wirkungsmechanismus ist nicht vollständig aufgeklärt. Sicher spielen aber nach den Untersuchungen von BÜCHERL Verschiebungen des Ionen-Gleichgewichts eine Rolle. So bleiben nach Applikation von $NaHCO_3$ Erhöhungen des Blutkaliumspiegels aus, die sonst regelmäßig bei Hyperkapnie gefunden werden. Nach den Untersuchungen von HADORN-RIVA kann eine Hyperkaliaemie über ventrikulären Block zum Herzstillstand führen.

2. Die Folgen der O_2-Untersättigung

Die Pathophysiologie des Sauerstoffmangels und die Auswirkung einer Hypoxaemie auf die Funktion einzelner Organsysteme ist seit langem gut bekannt und experimentell so eingehend untersucht, daß eigene Experimente zu dieser Problemstellung unterlassen wurden, weil neue Gesichtspunkte nicht zu erwarten waren. Für das Verständnis des klinischen Bildes einer Ateminsuffizienz muß jedoch der Einfluß der Hypoxaemie auf Herz, Kreislauf und Atmung umrissen werden.

Im deutschen Schrifttum beschrieben REIN und Mitarb. 1941 die Wirkung einer Sauerstoffuntersättigung auf den Kreislauf. Die Autoren konnten nachweisen, daß die Hypoxaemie in ihrer Wirkung auf das Gefäßsystem 3 Phasen durchläuft. Einer anfänglichen Vasodilatation folgt am intakten Gefäßsystem ein Stadium, in dem die Störungswiderstände erhöht sind. Der lokale Effekt der Hypoxaemie auf die Gefäße wird in diesem zweiten Stadium durch zentral-nervöse Einflüsse überdeckt. Im dritten Stadium der Hypoxaemie erfolgt nach REIN wieder eine Vasodilatation. Sie ist aber bereits Ausdruck des Zusammenbruchs aller Kreislaufregulationen und durch terminale Reizung des zentralen Vaguskernes bedingt. Die Pulsfrequenz unter Hypoxaemie zeigt in der Regel ansteigende Tendenz. Der Mechanismus, der zu Blutdruckanstieg und Pulsbeschleunigung in Hypoxaemie führt, wurde von MALMEJAK gekärt. Er fand in seinen Tierexperimenten, daß die Hypoxaemie sowohl Nebennierenrinde als auch Nebennierenmark aktiviert.

Es kommt zu einer vermehrten Ausschüttung von Adrenalin und Noradrenalin in den peripheren Kreislauf. Der pharmakologische Effekt dieser beiden Hormone bewirkt die beschriebene Kreislaufumstellung.

Das Herzminutenvolumen steigt nach den Untersuchungen von LOESCHCKE unter Hypoxaemie immer an. Die klinische Erfahrung lehrt, daß zu Beginn einer Hypoxaemie auch ohne Hyperkapnie bei intaktem Herzen der Blutdruck erhöht ist. Für den Pulmonalkreislauf hat COURNAND die Druckerhöhung unter Hypoxaemie nachgewiesen.

Aus der Summe der tierexperimentellen und klinischen Untersuchungen am Menschen dürfte wohl kaum ein Zweifel darüber bestehen, daß im ersten Stadium der Hypoxaemie Blutdruckerhöhungen sowohl durch eine Zunahme der Stromstärke, als auch durch Erhöhung der peripheren Gefäßwiderstände bedingt sind. Der direkte Einfluß einer Hypoxaemie auf die Herzdynamik wurde in entscheidenden Punkten durch die Untersuchungen von GOLLWITZER-MEIER aufgeklärt. Die Autorin beschreibt, daß eine O_2-Sättigung von 40% im arteriellen Blut zum Versagen des Herzens führt. Dabei stellt der linke Ventrikel regelmäßig vor dem rechten seine Funktion ein. Dieser Befund klärt auch den Mechanismus eines unter Hypoxie entstehenden Lungenödems, das in der Klinik bei O_2-Mangel beobachtet wird.

Der Effekt einer Hypoxaemie auf die Steuerung der Atmung wurde in den klassischen Versuchen von HEYMANS im Tierexperiment untersucht. Er und seine Mitarb. stellten dabei fest, daß die Atmung im Sauerstoffmangel an Tiefe und Frequenz zunimmt. Dadurch kommt es beim Lungengesunden zu einer Hypokapnie mit einer Verschiebung des Blut-pH-Wertes zur alkalischen Seite hin. Sekundär wird durch die Ausscheidung basischer Valenzen über die Nieren ein normaler pH-Wert einreguliert.

3. Synergische Wirkung von CO_2-Retention und O_2-Mangel

Von erhöhtem Interesse ist die kombinierte Wirkung von Hypoxaemie und Hyperkapnie auf Herz und Kreislauf, weil sich aus den Veränderungen der Kreislaufgrößen unter diesen Bedingungen wertvolle Erkenntnisse bei der Beurteilung einer Ateminsuffizienz am Krankenbett gewinnen lassen. Diesem Ziel diente eine weitere tierexperimentelle Versuchsreihe.

Bei der Beschreibung der isolierten Wirkung der CO_2-Kumulation auf die Haemodynamik war gezeigt und begründet worden, daß sich mit der Methode der sogenannten Diffusionsatmung im Experiment spezifische, CO_2-bedingte Kreislaufveränderungen erfassen lassen. Es gelingt mit Hilfe derselben Methode die synergische Wirkung von Hypoxaemie und Hyperkapnie zu studieren, wenn die Versuchsanordnung modifiziert wird. Öffnet man nämlich nach der Phase der Denitrogenation den oral eingelegten Tubus des Versuchstieres nicht gegen eine Atmosphäre reinen Sauerstoffs, sondern gegen Zimmerluft, so stellt sich neben dem Anstieg von CO_2 eine stetig zunehmende Verminderung des O_2-Anteiles durch Zustrom von Stickstoff in der Alveolarluft ein.

Die Analyse der Kreislaufveränderungen aus 5 Tierversuchen unter diesen Bedingungen erbrachte folgende Ergebnisse: (Tab. 4)

Der Druckanstieg im Pulmonalkreislauf war nach 15 min Versuchsdauer stärker ausgeprägt als unter Hyperkapnie allein; er betrug 42%. Da sich bei der Bestimmung des Herzminutenvolumens entscheidende Veränderungen gegenüber den Versuchen in isolierter Hyperkapnie nicht ergaben, ist der Schluß erlaubt, daß eine Erhöhung der Gefäßwiderstände beim Zustandekommen des Druckanstieges eine Rolle spielt. Für diese Interpretation spricht auch die Zunahme des Druckgradienten um 39%. Er war bei den Versuchen in isolierter Hyperkapnie praktisch unverändert geblieben.

Ein analoges Verhalten wie der Pulmonalkreislauf zeigt der Körperkreislauf. Auch in diesem Stromgebiet ist die Druckerhöhung unter kombinierter Wirkung von Hypoxaemie und Hyperkapnie stärker ausgeprägt als unter Hyperkapnie allein. Im Mittel wurde eine Zunahme des Femoralisdruckes um 53% gemessen.

Einen typischen Versuchsablauf zeigt die Abb. 6. Er ist in der Originalregistrierung wiedergegeben, weil bei diesem Versuchstier die blutdrucksteigernde Wirkung von Hypoxie und Hyperkapnie in beiden Stromgebieten besonders deutlich zum Ausdruck kommt. Nach 15 min Versuchsdauer waren im arteriellen Blut ein pH-Wert von 7,18 und eine Sauerstoffsättigung von 75% erreicht. Diese Werte entsprechen durchaus Blutgasbefunden, die bei einer akuten Ateminsuffizienz am Menschen gefunden werden.

Werden Hyperkapnie und Hypoxie im Experiment über den beschriebenen Grad hinaus verstärkt, dann treten die Veränderungen am Herzen selbst in den Vordergrund. Die Ausschläge im EKG werden kleiner, die

Tabelle 4a. *Denitrogenation nach 20 min O_2-Beatmung mit Starling-Pumpe*

Blutgaswerte und hämodynamische Daten in Lungen- und Körperkreislauf von 5 Hunden (Nr. 1–5) nach 20 min O_2-Beatmung mit der Starlingpumpe. Gemessen bzw. errechnet:

Drucke in der arteria und vena pulmonalis, in der arteria femoralis, Herzfrequenz, Herzminutenvolumen (V_s), Schlagvolumen (V_m), Strömungswiderstand in Lungen- und Körperkreislauf (mmHg/l/min), pH-Wert und Kohlensäurespannung (Torr) im arteriellen Blut

Nr.	art. pulm. mmHg	ven. pulm. mmHg	Δp mmHg	Herz-frequenz min	V_m l/min	V_s ml	periph. Widerst. Pulm.-Kreisl. mmHg/l/min	art. fem. mmHg	periph. Widerst. Körper-Kreisl. mmHg/l/min	pH art.	pCO_2 art. Torr	art. Sätt. %
1	17,7	5,4	12,3	130	2,0	15	6,1	98	49	7,46	41	
2	12,7	6,8	5,9	140	1,5	10	4,1	78	54	7,37	43	
3	18,7	9,3	9,4	138	2,2	16	4,2	105	48	7,38	43	
4	16,6	8,0	8,6	172	3,6	21	2,4	103	44	7,30	44	
5	9,8	4,9	4,9	117	2,7	15	1,8	115	43	7,42	36	
Mittel	15,1	6,9	8,2	139	2,4	15	3,7	100	47	7,38	41	

Tabelle 4b. *Nach 15 min Atemstillstand, Öffnung des Tubus gegen Zimmerluft*

Blutgaswerte und Kreislaufgröße derselben Versuchstiere (Nr. 1–5) nach 15 min Atemstillstand und Öffnen des Tubus gegen Zimmerluft (sog. respiration par diffusion sous hypoxie).

Erhebliche Drucksteigerung im Pulmonalkreislauf bei kombinierter Hyperkapnie und Hypoxämie um 42% gegenüber dem Ausgangswert.

Im Gegensatz zu den Diffusions-Atmungsversuchen ohne Hypoxämie findet sich eine Erhöhung des Druckgradienten zwischen arteria und vena pulmonalis um 39%

Nr.	art. pulm. mmHg	ven. pulm. mmHg	Δp mmHg	Herz-frequenz min	V_m l/min	V_s ml	periph. Widerst. Pulm.-Kreisl. mmHg/l/min	art. fem. mmHg	periph. Widerst. Körper-Kreisl. mmHg/l/min	pH art.	pCO_2 art. Torr	art. Sätt. %
1	22,7	11,0	11,7	76	4,0	53	2,9	194	43	7,18	142	75
2	16,2	7,8	8,4	76	2,1	28	4,0	121	58	7,14	140	41
3	20,4	11,5	8,9	131	2,9	22	3,1	141	49	6,94	182	25
4	24,8	10,3	14,5	106	6,8	64	2,1	168	25	7,08	160	43
5	19,3	9,4	9,9	66	3,3	30	3,0	130	39	7,04	154	46
Mittel	20,6	10,0	10,7	91	3,8	43	3,0	131	43	7,08	156	46

ST-Strecke ist regelmäßig abgeflacht, selbst wenn die Sauerstoffsättigung vom kritischen Wert von 40% noch weit entfernt ist. Unabhängig von der Herzfrequenz nimmt das Herzminutenvolumen ab, der arterielle Mitteldruck beginnt rasch abzusinken. Wird der Atemstillstand in diesem Zeitpunkt nicht unterbrochen, endet der Versuch durch Herzstillstand des Tieres, nachdem präfinal extreme Bradykardie aufgetreten ist. Bei der Sektion des Tieres findet man ein schlaffes, dilatiertes Herz. Setzt eine künstliche Beatmung unmittelbar vor dem endgültigen Herzstillstand ein, dann können die rhythmischen Thorax- und Lungenbewegungen und die Zuführung von Sauerstoff genügen, um eine Herzaktion wieder in Gang zu bringen. Mit dem Wiederingangkommen des Kreislaufes gelingt auch rasch die Normalisierung des inneren Milieus. Während dieser Normalisierungsphase tritt in der Regel eine erhebliche Tachykardie auf, im EKG beobachtet man ventrikuläre Extrasystolen und Arrhythmien.

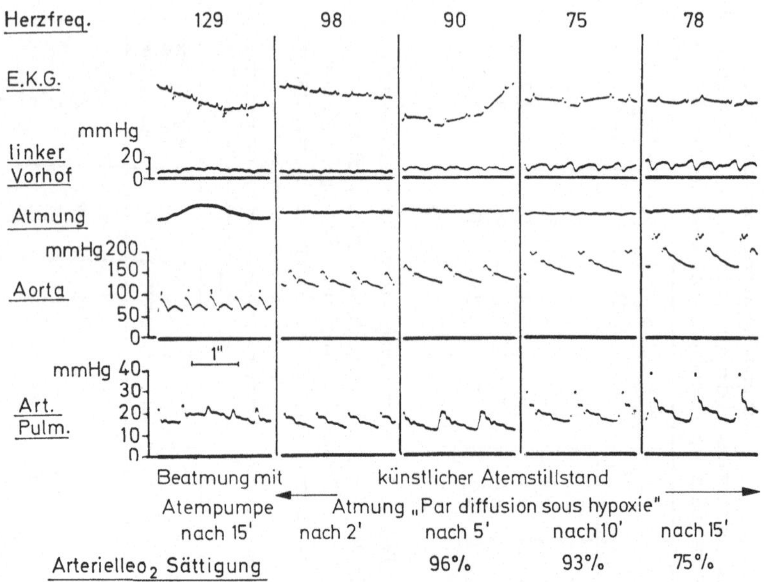

Abb. 6. Verhalten von Herzfrequenz, Druck in Aorta und arteria pulmonalis bei zunehmender arterieller Hypoxämie und Hyperkapnie unter den Bedingungen der Diffusions-Atmung. Gemeinsam mit NAHAS durchgeführte Untersuchungen.

Aus den angestellten Untersuchungen der Kreislaufdynamik bei Diffusionsatmung geht hervor, daß sich beim Zusammentreffen von O_2-Überladung des arteriellen Blutes die Wirkungen beider Einzelkomponenten addieren. Eine CO_2-Kumulation vermindert die Toleranz des Herzmuskels gegenüber einer Hypoxaemie.

Stellt man alle diese beschriebenen Folgen der CO_2-Retention und des Sauerstoffmangels auf den Gesamtorganismus zusammen, so läßt sich die klinische Symptomfolge bei einer akuten Ateminsuffizienz verstehen, zumindest lassen sich einzelne klinische Zeichen causal erklären. Im neben-

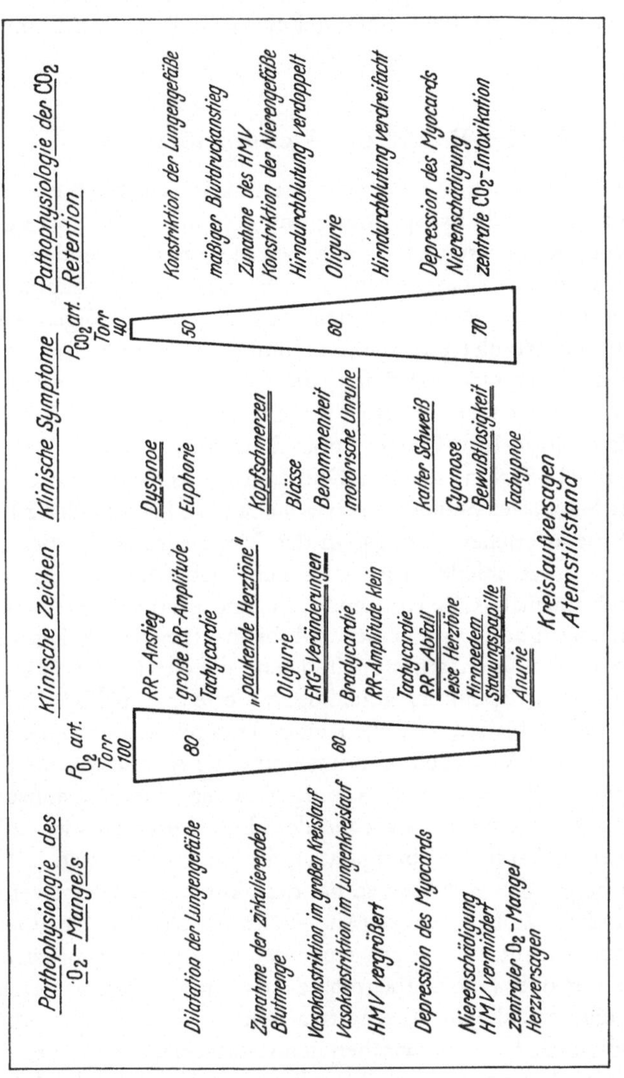

Abb. 7. Schematische Darstellung der Pathophysiologie des O_2-Mangels und der CO_2-Retention. Daraus läßt sich die klinische Symptomatik bei der Ateminsuffizienz am Krankenbett ableiten.

stehenden Schema wurde versucht, eine Synthese zwischen den pathophysiologischen Auswirkungen und ihren Teilursachen zu finden. Darin sind die CO_2-abhängigen Zeichen und Symptome *einfach*, die O_2-abhängigen *nicht* und die sowohl von O_2 als auch von CO_2-abhängigen Zeichen *doppelt* unterstrichen (Abb. 7). Schließlich ist aber zu bedenken, daß alle diese geschilderten und im Schema eingetragenen Zeichen und Reaktionen nur bei nichtadaptierten Untersuchten oder zumindest bei Menschen ohne Gefäßschäden reproduzierbat sind. Bei vorgeschädigten Kranken mit chronischer Hypoxie (Emphysem, Tuberkulose, Pulmonalsklerose, Arteriosklerose) präsentieren sich die Symptome bei O_2-Mangel und CO_2-Retention in mitigierter Form.

D. Der Begriff der Ateminsuffizienz

Eine Ateminsuffizienz ist allgemein gekennzeichnet durch eine über die Norm erhöhte Kohlendioxydspannung und eine unter die Norm gesenkte Sauerstoffsättigung im arteriellen Blut. Seit den grundlegenden Untersuchungen von L. BRAUER besitzen wir eine Einteilung der Ateminsuffizienz nach respiratorischen, ventilatorischen und diffusionsmäßigen Gesichtspunkten. Auf sie gründet sich die Einteilung der amerikanischen Schule um COURNAND, BALDWIN und RILEY, die zwischen einer ventilatorischen und einer alveolären-respiratorischen Insuffizienz, getrennt in Verteilungsstörung (Distribution-Insufficiency) und Diffusionsstörung (Diffusion-Insufficiency) und Diffusionsstörung (Diffusion-Insufficiency) unterscheidet. Erst von der Schweizer Schule um ROSSIER wurde bewußt der Effekt der Atmung auf die arteriellen Blutgase in den Vordergrund der Betrachtung gestellt, indem unterschieden wird zwischen Partial-Insuffizienz, gekennzeichnet durch normale CO_2-Konzentration und graduell unterschiedliche Sauerstoffuntersättigung und einer Globalinsuffizienz, gekennzeichnet durch eine Sauerstoffuntersättigung und eine gleichzeitige Erhöhung der von der Kohlendioxydspannung abhängigen Werte (pH, pCO_2). Dabei wird noch weiter unterschieden zwischen einer latenten Insuffizienz, die nur unter Belastung zum Vorschein kommt, und einer manifesten Insuffizienz, die auch schon in Ruhe auftritt. Alle diese Arten einer Ateminsuffizienz sind aber, und darauf kommt es an, mit dem Leben durchaus vereinbar, sie sind seit langem bekannt und blutgasanalytisch gut zu erfassen.

Dagegen liegen die Verhältnisse bei der akuten postoperativen Ateminsuffizienz anders. Wohl entwickelt sie sich im Anschluß an eine Operation oder ein Trauma in der Regel aus einer der genannten Insuffizienzarten, aber sie kann nur über eine engbegrenzte Zeit ohne Schaden toleriert werden, wie in einem früheren Abschnitt ausreichend begründet wurde. In Abb. 8 sind die Beziehungen zwischen den unterschiedlichen Formen einer Ateminsuffizienz dargestellt. Danach ist die akute postoperative Ateminsuffizienz ein Grenzfall zwischen den mit dem Leben durchaus noch zu vereinbarenden Formen einer Ateminsuffizienz und der Asphyxie, die innerhalb kürzester Frist zum Tode führt. Diese Grenzstellung erklärt nicht nur, weshalb sich eine akute Ateminsuffizienz nicht durch exakte Meßwerte für die CO_2-Retention und den O_2-Mangel charakterisieren läßt, weil die Toleranz von der Reaktionsfähigkeit und den nicht meßbaren Anpassungsmöglichkeiten aller Organsysteme mit abhängt; sie erklärt auch, daß in einem Falle relativ hohe CO_2-Werte und niedrige O_2-Werte über Tage und im anderen Falle nur wenige Stunden ertragen werden, da bei dem raschen Entstehen im Prinzip mögliche Kompensationsmechanismen und Adap-

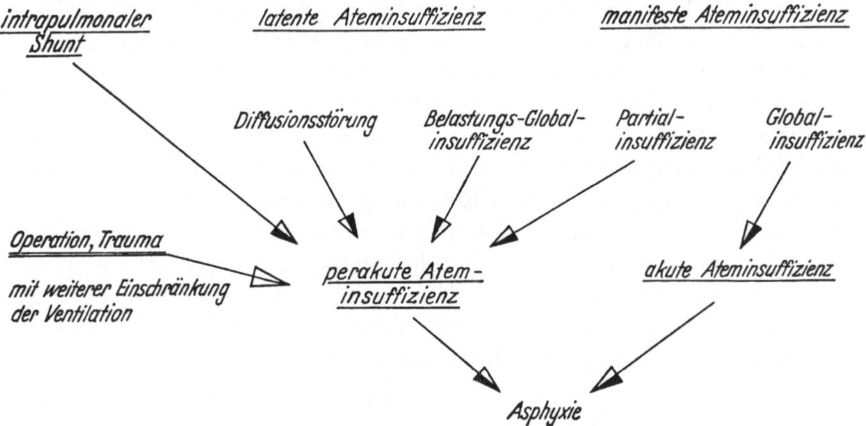

Abb. 8. Schematische Darstellung der Entstehungsmöglichkeiten einer postoperativen Ateminsuffizienz auf dem Boden einer funktionellen Vorschädigung.

tationsmöglichkeiten nicht mehr eingesetzt werden können. Streng genommen müßte man bei der akuten Ateminsuffizienz abermals unterscheiden zwischen einer akuten und einer perakuten Form; dabei überfällt die Ateminsuffizienz den Kranken förmlich, das ist bei weitem das häufigere Ereignis. Daneben gibt es seltene Fälle einer chronisch-akuten Form, bei der der Kranke im Verlauf von mehreren Tagen in den bedrohlichen Zustand hineingelangt. Ein derartiger Fall wird später diskutiert werden.

E. Das klinische Bild der akuten Ateminsuffizienz

Aus den Untersuchungen über die Wirkung von Kohlensäure-Retention und Sauerstoffmangel auf Herz, Kreislauf und Atmung lassen sich die wichtigsten Kriterien einer postoperativen Ateminsuffizienz am Krankenbett ableiten. Darüber hinaus kommen zu diesen Allgemeinerscheinungen bei einigen postoperativen Komplikationen charakteristische Zeichen, die spezielle Hinweise auf die Entstehungsursache zulassen. Diese Komplikationen sollen hier abgehandelt werden, weil

1. sie sich nicht aus einer früher beschriebenen Vorschädigung des Atemapparates entwickeln,

2. ihre sichere Erkennung mit Hilfe einfachster physikalischer Untersuchungsmethoden gelingt,

3. die Therapie dieser Komplikation ursächlich möglich ist und damit die Auswirkung einer Ateminsuffizienz rasch zu beseitigen ist.

1. Verlegung der oberen Luftwege

Die totale oder partielle Verlegung der äußeren Atemwege durch Zurücksinken der Zunge, durch massive Schleim- oder Blutansammlungen im Kehlkopf oder Trachealbereich kann sehr rasch zum Tode durch Ersticken führen. Meist ist dafür eine fehlerhafte Narkosetechnik anzuschuldigen. Der klinische Verlauf ist dabei dramatisch und entspricht in seinem Bild dem Endstadium einer schwersten perakuten Ateminsuffizienz. Tiefe Cyanose bei maximaler Innervierung aller Einatmungsmuskeln, tiefe Einziehung des Zwerchfelles im epigastrischen Winkel während des Inspiriums prägen das klinische Bild. In diesen Fällen ist die blutgasanalytische Diagnostik unnötig und kontraindiziert, weil schnellste Hilfe im Vordergrund ärztlichen Bemühens zu stehen hat. Die wirksame Therapie besteht allein in der raschen Beseitigung des mechanischen Atemhindernisses.

2. Spannungspneumothorax

Ein ebenso charakteristisches klinisches Bild liegt beim Spannungspneumothorax vor. Abnahme des Atemvolumens, ausgeprägte Stauung der Halsvenen, erschwertes verlängertes Exspirium, aufgehobenes Atemgeräusch auf der betroffenen Seite sichern die Diagnose. Der Spannungspneumothorax entsteht, wenn bei der Inspiration Luft in den Pleuraspalt hineingezogen wird und beim Exspirium nicht entleert werden kann und ist Folge eines operativen Eingriffs im Thoraxraum, bei dem Bronchien oder Alveolen eröffnet worden sind und die eingelegten Drainageschläuche durch Abknickung ihre Funktion nicht erfüllen können. Platzen von Emphysemblasen durch übermäßige Anwendung hoher Inspirationsdrucke bei der Narkosebeatmung kann gleichfalls zum Spannungspneumothorax führen. An dieser Komplikation haben wir selbst einen Kranken verloren. Rasche Punktion und Entleerung des Pneumothorax beseitigt schlagartig die quälende Atemnot des Patienten.

3. Verlust des knöchernen Thoraxwandgerüstes

Eine Fehldeutung des klinischen Bildes beim Verlust der Stabilität des Thoraxwandgerüstes ist kaum möglich. Ausgedehnte Rippenresektionen oder Rippenbrüche kommen ursächlich dafür in Frage. Die paradoxe Atmung auf der betroffenen Brustkorbseite ist nicht zu übersehen: Bei der Inspiration wird die befallene Seite eingezogen und wölbt sich im Exspirium vor. Infolge dieser fehlerhaften Atemtechnik wird der gesunden Lunge ein großer Teil von Pendelluft zugeführt. Straffe Fixation der erkrankten Seite hebt die paradoxe Atmung und damit die Auswirkung einer Ateminsuffizienz auf.

4. Magen- und Darmatonie

Die Ursachen postoperativer Magen- und Darmatonien sind oft untersucht und verschieden interpretiert worden. In jüngster Zeit wurde die Bedeutung der Elektrolyte, speziell die des Kalium-Mangels, erkannt und experimentell gesichert. Die Anschauung, daß die Atonie oder der paralytische Ileus unmittelbare Folge verabreichter Narkotica, also echte und alleinige postnarkotische Störungen seien, ist erschüttert worden, weil Atonien auch nach Eingriffen in örtlicher Betäubung oder nach stumpfen Bauchverletzungen häufig beobachtet werden. Inwieweit eine primäre Überblähung des Magens durch Maskenüberdruckbeatmung bei Einleitung der Narkose (wie sie heute vielfach zur Überbrückung eines kurzen apnoischen Intervalls unmittelbar vor der Intubation geübt wird) für das Zustandekommen einer Magenatonie verantwortlich gemacht werden muß, kann nur abgeschätzt werden. Die *unmittelbare* postoperative Magenatonie ist aber sicher seltener geworden, seit in umfangreicherem Maße in unserer Klinik die Entleerung des Magens mittels Sonde vor Beendigung der Narkose durchgeführt wird. Es ist seit langem bekannt, daß derartige Atonie- und Ileuszustände durch mechanisches Hochdrängen des Zwerchfelles die Atmungsleistung beeinträchtigen. Die unmittelbaren Folgen für den Gasaustausch sind um so einschneidender je weniger eine Kompensation über eine forcierte thorakale Atmung möglich ist. So geraten Emphysematiker mit starrem Thorax, bei denen primär die vorwiegende Abdominalatmung den Hauptanteil an der Ventilation trägt, rasch in den Zustand der akuten Ateminsuffizienz, wenn postoperativ ein Ileus auftritt. Wir wissen aber andererseits, daß gerade nach Thoraxeingriffen bei Patienten mit primär eingeschränkter Atemleistung eine postoperative Magen-Darmatonie kein seltenes Ereignis ist. Das berechtigt zu der Frage, ob in diesen Fällen der Ileus nicht als *Folge* einer bereits bestehenden, latenten Ateminsuffizienz aufgefaßt werden muß. Dafür ist ein schlüssiger Beweis schwer zu erbringen. Es sprechen aber gewisse Indizien dafür, daß in besonders gelagerten Fällen die Entstehung der Atonie durch Ateminsuffizienz ausgelöst, zumindest aber begünstigt wird.

Die Magen-Darmatonie kommt häufig bei Patienten nach Eingriffen im Thorax zur Beobachtung, bei denen der Verlust an Lungenparenchym besonders einschneidend ist. Vorwiegend werden ältere Patienten nach Pneumonektomie davon betroffen. Am thoraxchirurgischen Krankengut unserer Klinik konnte von SCHOSTOK, WASSNER und durch eigene Untersuchung nachgewiesen werden, daß diese Patientengruppe in den ersten postoperativen Tagen immer eine erniedrigte O_2-Sättigung des Blutes aufweist. Die beobachteten Atonien traten bei den pneumonektomierten Patienten in der Regel am 5. bis 7. postoperativen Tage auf. Es kam uns daher der Verdacht, daß Störungen des Mineralhaushaltes die entscheidende Rolle spielen können. Das veranlaßte uns zur Bestimmung der Kationen Ca^{++}, Na^+ und K^+ im Serum bei einer Reihe thoraxchirurgischer Kranker. Die Ergebnisse der flammenphotometrischen Untersuchungen des Blutserums waren jedoch enttäuschend. Bei 45 untersuchten Kranken nach Pneumonektomie war eine signifikante Senkung des Kaliumspiegels nicht nachweisbar. Demgegenüber boten jedoch fast alle Patienten vor dem Auftreten der Atonie Insuffizienzzeichen der Atmung. Sie waren aber nicht so ausgeprägt, daß man sie nach unserer Definition als „akut" hätte bezeichnen können. In den Zustand der akuten Insuffizienz gerieten die Patienten erst, wenn die Atonie voll ausgeprägt und ein Zwerchfellhochstand eingetreten war.

Erkennt man diese einzelnen Argumente als Hinweis dafür an, daß die zwar unmittelbar postoperativ aufgetretene, aber im Sinne der akuten Insuffizienz nicht behandlungsbedürftige Ateminsuffizienz ursächlich mit einer Atonie zusammenhängt, erhebt sich die Frage nach dem Mechanismus ihres Entstehens. Hier geht unser Wissen über Vermutung und Hypothese nicht hinaus. Zwar ist sicher, daß eine respiratorische Acidose das Ionenmilieu der Zelle verändert, was aber durch flammenphotometrische Untersuchungen des Blutserums nicht sicher erfaßt werden kann, wenn genaue Ein- und Ausfuhrbilanzen fehlen.

Nimmt man den Kaliumverlust der Zelle unter den Bedingungen von Hypoxie und Hyperkapnie als gesichert an (die Untersuchungen BÜCHERLS weisen darauf hin), so ist der Kreis, der zum Ileus führt, geschlossen. Kaliummangel der Zelle bedeutet aber Abnahme des Membran-Ruhepotentials und damit herabgesetzte Erregbarkeit der glatten Muskelzelle.

Erklärungen, die mit „Disharmonie" des sympathischen und parasympathischen Systems beim Zustandekommen einer Atonie arbeiten, können dagegen nicht befriedigen. Das Überwiegen des Sympaticustonus (der tatsächlich unter den Bedingungen der Hypoxämie durch Ausschüttung von Adrenalin experimentell gesichert ist) führt eine Magenatonie nicht herbei. Erst der funktionelle Ausfall des AUERBACH- und MEISSNERschen Plexus würde die Störung von seiten des Nervensystems erklären.

Die Diagnose einer durch Ileus bedingten Ateminsuffizienz bereitet am Krankenbett keine Schwierigkeiten. Geblähtes Abdomen, auskultatorisch Totenstille und bei der Perkussion des Thorax nachweisbarer Zwerchfellhochstand sichern die Diagnose. Die Einleitung der Therapie der Atonie oder im fortgeschrittenen Stadium des paralytischen Ileus ist erste vordringliche Aufgabe, sofern die Ateminsuffizienz inzwischen nicht solche Grade erreicht hat, daß unverzügliche Maßnahmen wie Tracheotomie oder Beatmung ergriffen werden müssen.

Faßt man die Ergebnisse der Untersuchungen am Menschen, die klinischen Beobachtungen am Krankenbett und die Resultate der Tierexperimente zusammen, so ergibt sich das klinische Bild der Ateminsuffizienz zwangsläufig. Es ist vielgestaltig, weil es eine Summe verschiedener, ineinandergreifender Reaktionsabläufe darstellt. Das führende Symptom von größter klinischer Wertigkeit ist die extrem beschleunigte Atmung. Sie führt aus rein rechnerischen Überlegungen zu einer Vergrößerung der Totraumventilation und damit zu einer Abnahme der alveolären Ventilation. Zudem erfordert eine gesteigerte Atemfrequenz einen Mehraufwand an äußerer Atemarbeit. Somit wird die Tachypnoe zum Angelpunkt des ganzen Problems der postoperativen Ateminsuffizienz. Wohl ist sie zunächst nur Folge *einer* Störung und muß als Kompensationsversuch aufgefaßt werden. Wird der Grund der Störung aber nicht beseitigt, so leitet dieser Kompensationsmechanismus den geschilderten Circulus vitiosus ein, er wird zur Ursache des ganzen weiteren Geschehens. Dem entspricht das klinische Bild im Endstadium: hochfrequente Atmung, die erst unmittelbar agonal in extreme Bradypnoe umschlägt, tiefe Cyanose der Acren, Tachykardie, in vielen Fällen vergesellschaftet mit Arrhythmie, kaum meßbarer Blutdruck, Bewußtlosigkeit oder schwere Bewußtseinsstörungen, die einem komatösen Bild durchaus ähnlich sind, livide Verfärbung und Flecken der Haut in den abhängigen Partien, also an Rücken, Gesäß, an der Beugeseite der Extremitäten, während Gesicht, Brust und Bauch blasse Hautverfärbung zeigen. Das sind eindeutige Hinweise, daß das voll ausgeprägte Bild einer Ateminsuffizienz vorliegt. Für die Therapie ist es zwar spät, aber nicht zu spät.

II. Teil

Prinzipien der Behandlung

Bei der Darstellung der Behandlungsprinzipien einer postoperativen Ateminsuffizienz wird zweckmäßig zwischen prophylaktischen, unterstützenden und aktiven Maßnahmen unterschieden. Diese Einteilung geschieht nicht nur zum Zwecke besserer Übersichtlichkeit. Sie soll vielmehr das stufenweise Vorgehen bei der Therapie aufzeigen und begründen. Darüberhinaus hilft sie die Indikation, den Wert und die Grenzen einzelner Behandlungsmaßnahmen im Rahmen des therapeutischen Gesamtplans abzugrenzen.

A. Prophylaktische Maßnahmen

Hierzu sind zu zählen:

1. Die Anwendung von Antibiotika
2. Funktionelle Voruntersuchungen
3. Die prä- und postoperative Atemgymnastik
4. Die Bronchialbaumtoilette

1. Anwendung von Antibiotika

Die Bedeutung sekundär entzündlicher Infiltrationen des Lungenparenchyms beim Zustandekommen einer Ateminsuffizienz war in früheren Kapiteln bereits angedeutet worden. Es erhebt sich die Frage, ob die Anwendung von Antibiotika den bakteriellen Befall des Bronchialbaums und der Lungen in der postoperativen Phase mit genügend großer Sicherheit verhindern oder zumindest reduzieren kann. Der Klärung dieses Problems dienten die folgenden Untersuchungen:

Bei 40 Patienten unseres thoraxchirurgischen Krankengutes wurden präoperativ, am 2. und 5. postoperativen Tag bronchoskopische Untersuchungen des Bronchialbaums zur Gewinnung von Abstrichen aus der erkrankten, bzw. operierten Lungenseite vorgenommen. Die speziell erforderliche Technik bei diesem Vorgehen wird im Kapitel Bronchialbaumtoilette beschrieben. Alle 40 Kranken wurden vom Operationstag an antibiotisch behandelt. In streng alternierender Reihe erhielten 20 Patienten ein gegen Bact. Coli wirksames Breitbandantibiotikum in einer Dosierung von 0,5 g/die, 20 Patienten wurden mit einem gegen Staphylokokken wirksamen, synthetischen Penicillin (1–3 g Tagesdosis) behandelt.

Das Ergebnis der bakteriologischen Untersuchung der gewonnen Bronchialabstriche und der klinische Verlauf bei den operierten Patienten sind in der Tab. 5. wiedergegeben.

Die Untersuchungen zeigen, daß selbst bei Kranken, bei denen im postoperativen Verlauf Ventilationsstörungen nicht aufgetreten sind, der Bakterienbefall des Bronchialsystems durch Antibiotika nicht sicher verhindert werden kann. Dementsprechend sind auch bei diesen Kranken röntgenologisch nachweisbare Parenchym-Infiltrationen aufgetreten. Darüberhinaus zeigen die Untersuchungen, daß mit verschiedenen Keimen im Bronchialbaum gerechnet werden muß.

Tabelle 5. *Ergebnis bakteriologischer Untersuchung des Bronchialbaumes bei 40 Kranken mit Lungentuberkulose*

Resektionsbehandlung mit klinisch weitgehend ungestörtem Heilungsverlauf. Bei allen 40 untersuchten Patienten Bronchialbaum vor der Operation frei von pathogenen Keimen. Die prophylaktische Anwendung von staphylokokkenwirksamen Penicillin (20 Patienten) und coliwirksamen Breitbandantibiotikum (20 Patienten) in der postoperativen Phase verhindert die Besiedlung der Luftwege mit pathogenen Keimen nicht

Zahl der Patienten	Präoperativ	Postoperativ			Prophylaktisch behandelt mit:
		Staphylokokken nachgewiesen	Coli-Bakterien	Röntgenologisch nachweisbare Parenchyminfiltration der Lunge	
20	steril	7×	6×	7×	synth. Penicillin Staphylokokken wirksam
20	steril	16×	—	11×	Breitband-Antibiot. Coli wirksam

Dieser Befund kann den Kliniker nicht überraschen, zumal wir wissen, daß in der Regel der bakteriellen Superinfektion der Lunge die Sekretverhaltung in kleinen Bronchien vorausgeht. Sie ist die Folge einer Hypoventilation dieser Bezirke und eine spezifische Auswirkung des operativen Traumas. Hält man sich diesen Mechanismus vor Augen, so wird klar, daß die Verwendung von Antibiotika bei der Prophylaxe einer postoperativen Ateminsuffizienz auf dem Boden einer bakteriell bedingten Parenchyminfiltration eine untergeordnete Rolle spielt und in ihren Ergebnissen enttäuscht.

2. Funktionelle Voruntersuchungen

Bei der Durchführung von präoperativen lungenphysiologischen Testen ist die Vorstellung maßgebend, aufgrund der gewonnen Ergebnisse die vorhandenen und nutzbaren Atemreserven eines Kranken abzuschätzen. Dadurch ergibt sich eine Voraussagemöglichkeit über das zu erwartende Operationsrisiko in Bezug auf den Gasstoffwechsel, wenn die bekannten funktionellen Auswirkungen des geplanten Eingriffs berücksichtigt werden.

Als Untersuchungsmethode stehen die Spirometrie, die Spiroergometrie, die Kontrolle arterieller Blutgaswerte und der von WASSNER in die Klinik eingeführte einseitige CO_2-Rückatmungstest zur Verfügung. Diese letztgenannte Methode hat gegenüber den anderen Untersuchungsprinzipien den Vorteil, daß die gewonnenen Meßergebnisse vom subjektiven Verhalten des Untersuchten weitgehend unanbhängig sind. Mit Hilfe des CO_2-Rückatmungstestes soll die Frage geklärt werden, ob durch den Eingriff die untere Leistungsgrenze der Lungenventilation erreicht oder überschritten wird.

Eine Trennung zwischen dem sog. Risikopatienten und dem aus funktionellen Gründen inoperablen Kranken darf erwartet werden. Die Zusammenstellung des thoraxchirurgischen Krankengutes der Chirurgischen Klinik aus den Jahren 1956–1961 macht das deutlich. Das Ergebnis der funktionellen Voruntersuchung ist dabei mit dem beobachteten klinischen Verlauf verglichen.

Es wurden 1672 Kranke präoperativ untersucht, 1444 mal konnte man sich mit der Spirometrie allein begnügen, da die gewonnen Werte (Vitalkapazität, Atemgrenzwert und Sekundenkapazität) eine entscheidende Einschränkung der Ventilation durch den geplanten Eingriff nicht erwarten ließen. Alle 1444 Patienten wurden operiert, 2 mal trat bei diesem Kollektiv eine funktionelle Ateminsuffizienz im postoperativen Verlauf ein.

Bei den restlichen 228 Patienten hatte die spirometrische Untersuchung eingeschränkte Atemreserven aufgedeckt, so daß sie zur Frage der Operabilität bronchospirometriert und dem einseitigen CO_2-Rückatmungstest unterworfen wurden. 34 Patienten erwiesen sich aus funktionellen Gründen als inoperabel; sie wurden von einem Eingriff ausgeschlossen. Der Rest von 194 Kranken wurde als operabel oder als operabel mit erhöhtem Risiko angesprochen. Bei den 31 sog. Risikofällen trat in der Tat 6 mal eine Ateminsuffizienz auf. Die als operabel bezeichnete Gruppe war bei 163 Eingriffen 5mal mit einer Ateminsuffizienz belastet. Aus diesen Zahlen ergibt sich eindeutig der klinische Wert der lungenphysiologischen Voruntersuchungen:

1. Es ist mit ausreichender Sicherheit eine Vorhersage über das zu erwartende Operationsrisiko möglich.

2. Bei einem Teil schwerst vorgeschädigter Patienten deckt die Untersuchung die absolute Inoperabilität aus funktionellen Gründen auf. Diese Patientengruppe muß von einem parenchymopfernden Eingriff ausgeschlossen werden, weil die verbleibende Lunge den erforderlichen Gasstoffwechsel nicht tragen kann.
3. Der Hinweis auf den postoperativ erhöht Gefährdeten, also den sog. Risikopatienten, ist für den Kliniker von ungeheurem Wert. Therapeutische Maßnahmen können rechtzeitig oder gar vorzeitig (z. B. die Tracheotomie) ergriffen werden.

3. Prä- und postoperative Atemgymnastik

Das Ziel atemgymnastischer Vorbehandlung besteht in einer Aktivierung ventilatorischer Reservekräfte durch gezieltes Training der Atemmuskulatur. Durch Einüben niedriger Atemfrequenzen und Vertiefung der thorakalen Atemexkursionen soll der Nutzeffekt der Atmung vergrößert werden.

Der objektive Nachweis einer Verbesserung der Atemfunktion eines vorgeschädigten Kranken nach intensiver Vorbehandlung ist schwer zu führen, weil Besserungen der Atemleistung vor der Operation als Erfolg *aller* präoperativen Maßnahmen gewertet werden müssen. Punktion von Pleuraergüssen oder Empyemen, Beseitigung einer Hypoproteinaemie oder Anämie, Behandlung entzündlicher Erscheinungen im Bronchialtrakt, medikamentöse Therapie von Begleiterkrankungen (Diabetes, latente Herzinsuffizienz, Cor pulmonale) verbessern die Belastungsfähigkeit der Kranken im allgemeinen. Aus diesen Gründen wurde darauf verzichtet, die lungenphysiologischen Untersuchungsergebnisse vor und nach atemgymnastischer Behandlung aufzuführen und die gemessenen Veränderungen den durchgeführten physikalischen Maßnahmen zuzuschreiben.

Dagegen läßt sich der fehlende Effekt atemgymnastischer Behandlung spirometrisch und blutgasanalytisch an Kranken zeigen, an denen anatomisch gut definierbare Veränderungen am Thoraxgerüst oder den Lungen (z. B. altersstarrer Thorax oder massive Pleuraschwarte) vorliegen. Bei dieser Gruppe von Kranken versagt die physikalische Therapie.

Was durch die präoperative Atemgymnastik erreicht – man könnte treffender sagen erlernt – wurde, muß postoperativ bald genutzt werden, möglichst schon nach Abklingen der Narkosewirkung. Energisches Anhalten zu aktivem Abhusten kann zwar die Anschoppung von Sekreten, die sekundär über Atelektasebildung und entzündliche Infiltration der Lunge zu dem Bild der Ateminsuffizienz führt, verhindern. Liegt aber primär, durch den Eingriff bedingt, eine einschneidende Verminderung der Ventilation (z. B. durch ausgedehnte Lungen- oder Rippenresektion, Zwerchfellparese) vor, bleibt die Atemgymnastik wirkungslos. Aus diesem Grunde kann dieser Maßnahme nur prophylaktischer Wert bei der Therapie der akuten Ateminsuffizienz zuerkannt werden.

4. Bronchialbaumtoilette

Ist es in den ersten postoperativen Tagen zu Sekret- oder Eiteranschoppung im Bronchialsystem gekommen, wobei nach thoraxchirurgischen Eingriffen die operierte Seite fast immer ausschließlich betroffen wird, und haben physikalische Maßnahmen versagt, muß durch aktive Maßnahmen die Säuberung des Bronchialbaumes vorgenommen werden. 2 Wege sind prinzipiell gangbar:

a) das blinde Absaugen über die Nase,
b) die gezielte Bronchoskopie.

KÖRNER hat in seiner Arbeit über die mechanische Reinigung der unteren Luftwege die Technik und den Effekt des sog. nasalen Absaugens eingehend beschrieben. In erster Linie liegt der Wert dieser Methode darin, durch die mechanische Reizung der sensiblen Nerven der subglottischen Atemwege spontane Hustenstöße zu induzieren und den Kranken zur Exspektoration zu zwingen. Eine bewußte Führung des Katheters auf die eine oder die andere Seite des Bronchialbaums ist nicht sicher möglich. Obwohl dieses einfache Verfahren oft von überraschendem therapeutischen Effekt bei den Kranken ist, die den Hustenreiz schmerzbedingt unterdrücken, so bedarf diese blinde transnasale Methode sehr wohl einer kritischen und maßvollen Anwendung. Seit der routinemäßigen Anwendung von Antibiotika in der täglichen Praxis haben sich die chirurgisch tätigen Ärzte in zunehmenden Maße mit dem sog. Hospitalismus auseinanderzusetzen. So werden Patienten nach längerem Klinikaufenthalt zu einem hohen Prozentsatz Träger resistenter Staphylokokken. Diese Bakterien können vorwiegend, ohne sichtbare Krankheitserscheinungen hervorzurufen, im Nasen- und Rachenraum nachgewiesen werden. Dadurch ist die Möglichkeit ihrer Verschleppung in die Tiefe der Luftwege bei transnasalem Absaugen durchaus gegeben. Im Verlauf eigener Untersuchungen über den Bakterienbefall des Bronchialbaums nach Thoraxeingriffen konnte zweimal mit an Sicherheit grenzender Wahrscheinlichkeit nachgewiesen werden, daß durch nasales Absaugen Hospitalkeime in den Bronchialbaum eingeschleppt wurden.

Um die Bedeutung der sog. Hospitalkeime beim Entstehen einer postoperativen Pneumonie zu klären, wurden in Zusammenarbeit mit F. W. GIERHAKE Untersuchungen vorgenommen. Die Bearbeitung dieser Frage erschien dringend erforderlich, weil sich bei der Durchsicht der klinischen Literatur herausstellte, daß über die Besiedelung des Bronchialbaums in der postoperativen Phase keine eindeutigen Ergebnisse vorliegen. Der Schluß, aus der bakteriologischen Untersuchung exspektorierten Sputums Aufschluß über den Keimbefall tieferer Luftwege bei postoperativer Sekretverhaltung zu gewinnen, ist aus vielen Gründen unberechtigt. Deshalb wurde bei den eigenen Untersuchungen ein anderes Vorgehen gewählt:

Alle thoraxchirurgischen Patienten, bei denen eine Operation geplant war, wurden bronchoskopiert. Aus der Tiefe der erkrankten Lungenseite wurden dabei mit einem einfachen Watteträger Abstriche entnommen und auf Blutagar-Platten ausgestrichen. Es zeigte sich jedoch, daß auch durch diese Abstrichmethode nur ungenaue Resultate gewonnen werden konnten, weil eine große Anzahl der entnommenen Proben durch Bakterien der Mundhöhle (vor allem vergrünende Streptokokken) verunreinigt waren. Dieses negative Ergebnis zwang zur Entwicklung einer speziellen Entnahmetechnik. Es wurde von mir ein Gerät konstruiert, das aus einer dünnen Metallröhre besteht, die an ihrem unteren Ende durch eine dichtsitzende Blattfeder verschlossen werden kann. Dieses Instrument wird durch ein

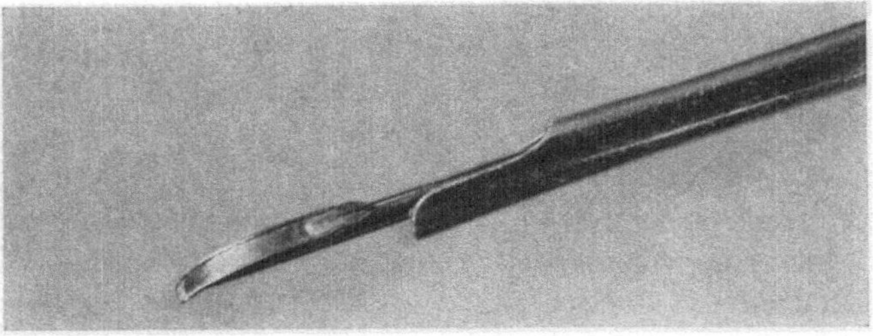

Abb. 9. Gerät zur sterilen Entnahme von Abstrichen aus der Tiefe des Bronchialbaums. Das Gerät wird durch ein Bronchoskop mit distaler Beleuchtung eingeführt. Gerät in geschlossenem Zustand.

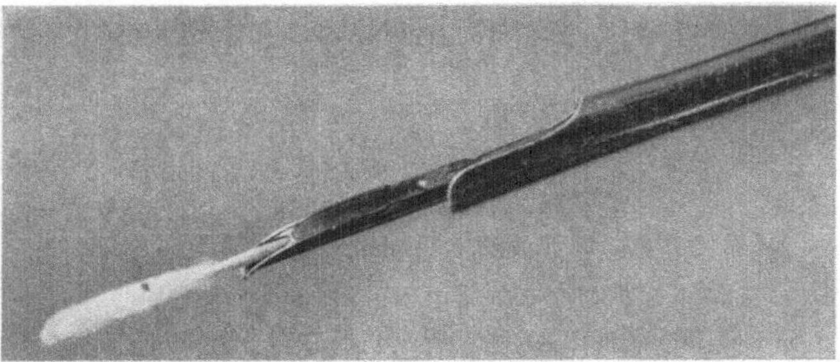

Abb. 10. Gerät in geöffnetem Zustand mit sterilem Watteträger.

Bronchoskoprohr eingeführt, die Blattfeder wird erst in der Tiefe des Bronchialbaumes geöffnet und durch diese Öffnung mittels eines dünnen Watteträgers der Abstrich an der gewünschten Stelle entnommen und sofort auf Blutagarplatten ausgestrichen (Abb. 9 u. 10).

Mit dieser Technik konnten folgende Ergebnisse erzielt werden:

85 Kranke, die wegen Lungentuberkulose einer Resektionsbehandlung unterworfen wurden, wurden vor dem Eingriff bronchoskopiert und aus der erkrankten Lungenseite Abstriche entnommen.

Bei allen Patienten blieben die Testplatten bei der präoperativen Untersuchung steril, die früher beobachteten Verunreinigungen durch Bakterien der Mundhöhle blieben aus.

Bei 12 dieser 85 Kranken kam es nach dem Eingriff zu einer entzündlichen Infiltration der Restlunge im Sinne einer Bronchopneumonie. Die erneute bakteriologische Untersuchung des Bronchialsekretes ergab:

7 mal eine Reinkultur hämolysierender Staphylokokken,
4 mal eine Mischinfektion mit Staphylokokken, Streptokokken, Pyoceaneus
    und Colibakterien,
1 mal eine Reinkultur von Pyoceaneus-Bakterien.

Der Nachweis, daß es sich bei den gezüchteten Staphylokokken um sog. Hospitalkeime handelte, gelang durch Austestung ihrer Empfindlichkeit gegenüber einer Reihe von Antibiotika. Sie waren gegen Penicillin, Streptomycin und Tetracycline resistent. Eine Resistenz gegenüber den genannten Antibiotika zeigten aber auch Staphylokokken, die bei 57 gesicherten Hospitalinfektionen gezüchtet werden konnten.

Durch diese Versuche ist bewiesen, daß die postoperative, entzündliche Infiltration der Lunge großenteils als mögliche Sonderform des Hospitalismus aufgefaßt werden muß.

Trotz der Tatsache, daß die hauptsächlich verantwortlichen Erreger der postoperativen Bronchopneumonie gegen die gebräuchlichen Antibiotika resistent sind, behält die bakterielle Untersuchung von Bronchialsekret mit Hilfe der angegebenen Technik ihre Bedeutung, weil der gezielte lokale und parenterale Einsatz ausgetesteter Antibiotika bei Mischinfektionen zu einer sinnvollen therapeutischen Maßnahme wird.

Nach diesen Untersuchungen bietet die Bronchoskopie gegenüber dem nasalen Absaugemanöver 3 wesentliche Vorteile:

1. Verschleppung infektiösen Materials aus dem Nasen-Rachenraum kann vermieden werden,
2. die Resistenzbestimmung bei Keimbesiedelung eröffnet die Möglichkeit zu lokaler, gezielter antibiotischer Therapie,
3. bei direkter Sicht durch das Bronchoskop ist die exakte Entfernung von Sekreten sicher möglich. Anatomische oder funktionelle Stenosen im Bronchialbaum können als mögliche Ursache einer Sekretverhaltung erkannt und ursächlich behandelt werden.

B. Unterstützende Maßnahmen

Hierzu ist zu rechnen:

1. die O_2-Therapie,
2. die medikamentöse Behandlung,
3. die Anwendung der Hypothermie.

1. Die O_2-Therapie

Prinzip der Administration reinen Sauerstoffs oder stark sauerstoffangereicherter Atemgemische ist die Erhöhung der alveolären O_2-Spannung.

Eine durch Hypoventilation bedingte arterielle Hypoxaemie kann durch dieses Vorgehen wirkungsvoll behandelt werden, wie aus der Alveolarluftformel von ROSSIER und Mitarb. abgelesen werden kann. Der Effekt einer

$$pO_{2A} = pO_{2I} - \frac{pCO_{2A}}{R_E}$$

O_2-Atmung auf die arteriellen Blutgase war bereits an einem eindrucksvollen klinischen Beispiel (S. 32) gezeigt worden. Analysiert man die bei diesem Kranken gewonnenen Untersuchungsergebnisse unter Berücksichtigung der Alveolarluftformel, so errechnet sich bei einer O_2-Aufnahme von 205 ml/min und einem pCO_2 art. von 61 Torr eine alveoläre Ventilation von 2,18 l/min. Unter Luftatmung wäre bei der Annahme eines respiratorischen Quotienten von 0,75 ein alveolärer O_2-Druck von 74 mmHg zu erwarten gewesen. Diesem Wert entspricht eine ausgeprägte arterielle Hypoxaemie. Durch die nasale Zufuhr von 4 l Sauerstoff lag bei diesem Patienten die arterielle Sättigung mit 92% an der unteren Grenze der Norm.

So wirkungsvoll sich durch reinen Sauerstoff eine arterielle Hypoxaemie behandeln läßt, so nachteilig wirkt sich eine Anwendung auf die Eliminierung der Kohlensäure aus. MAURATH hat das durch blutgasanalytische Untersuchungen an thorax-chirurgischen Kranken nachgewiesen. Er konnte zeigen, daß zwar immer eine Erhöhung der arteriellen O_2-Sättigung bei arteriell untersättigten Patienten erreicht werden kann, aber gleichzeitig mit der O_2-Applikation der Kohlensäuregehalt im arteriellen Blut ansteigt und damit das pH weiter zur sauren Seite hin abfällt und das Atemminutenvolumen kleiner wird. Aus diesem Grunde wird vor der Anwendung *reinen* Sauerstoffs in der postoperativen Phase beim Auftreten flüchtiger Insuffizienzzeichen von BINET, BOERÉ, MAURATH, JUST, OHLSON u. a. gewarnt. Demgegenüber hat aber nach der Meinung BINETs die Verabreichung eines O_2-angereicherten Atemgemisches (40% O_2-Zusatz) durchaus seine Berechtigung und besitzt therapeutischen Wert. In dieser Dosierung bleibt nämlich die CO_2-Retention aus, während die O_2-Aufnahme in unterbelüfteten Lungenbezirken infolge des erhöhten O_2-Partialdruckes in der Alveolarluft um 10–20% zunehmen kann.

Die Zuführung von O_2 in der postoperativen Phase ist nach diesen Überlegungen nur statthaft und wertvoll, wenn lediglich die O_2-Aufnahme gestört ist, die CO_2-Abgabe aber voll funktioniert. Die klassische Indikation für postoperative O_2-Zufuhr stellt deshalb die Partial-Insuffizienz dar. Beim Vorliegen einer dekompensierten, respiratorischen Acidose ist die Zufuhr reinen Sauerstoffs gefährlich und kontraindiziert.

2. Medikamentöse Behandlung

Die Anwendung von Pharmaka mit spezifischer Wirkung auf die Atmung ist beim Vorliegen von Insuffizienzzeichen naheliegend. Die Analyse des Wirkungsmechanismus der sog. Atemanaleptika zeigt jedoch, daß ein Erfolg dieser Substanzen nur bei den zentralen Atemdepressionen erwartet werden kann. Ihre Anwendung ist bei medikamentös bedingter Hypoventilation, z. B. nach Verabreichung von Morphium oder Barbitursäure, indiziert.

Wirkungslos und damit ohne jede praktische Bedeutung für die Therapie bleiben die Atemstimulantien jedoch bei der durch operative Eingriffe bedingten Hypoventilation. Aus diesem Grunde wird hier auf die Darstellung der Wirkung neuer Substanzen, die an 100 Lungengesunden im Laboratorium geprüft wurden (L'Allemand und Hens unveröffentlicht) verzichtet.

Von klinischer Bedeutung dagegen ist die Applikation alkalisierender Pharmaka. Die Untersuchungsergebnisse, die bei Verwendung von $NaHCO_3$ im Tierexperiment unter Hyperkapnie gewonnen wurden, sind bereits ausführlich dargelegt worden (S. 23). Daraus ergibt sich, daß $NaHCO_3$ zur Therapie acidosebedingter Herzrhythmusstörungen berechtigt ist. In der Praxis hat sich dabei die langsame i.v.-Dauertropf-Infusion einer 5%igen $NaHCO_3$-Lösung bis zu einer Gesamtmenge von 200–300 ml bewährt.

Nicht zu vernachlässigen ist als unterstützende Maßnahme bei ateminsuffizienten Kranken die Behandlung von Herz und Kreislauf. Sie erfolgt nach den bekannten internistischen Regeln.

3. Hypothermie

Aus zwei prinzipiellen Überlegungen könnte die Berechtigung zur Durchführung einer längerdauernden Unterkühlung des Gesamtorganismus als Behandlungsmethode einer Ateminsuffizienz abgeleitet werden:

1. In Hypothermie ist die O_2-Dissoziationskurve nach links verschoben, was bedeutet, daß zur Arterialisierung des Blutes geringere O_2-Partialdrucke ausreichen als bei normaler Körpertemperatur.

2. Mit der Senkung des O_2-Verbrauches durch die Auskühlung müßte eine Verringerung der CO_2-Produktion und damit eine verbesserte Ausscheidung erwartet werden.

Diese Punkte waren wohl dafür maßgebend, die Hypothermie als klinische Behandlungsmethode bei ventilatorischer Insuffizienz zu empfehlen.

Die Untersuchungen am Warmblüter über kältebedingte Ventilations- und Respirationsänderungen zerstören jedoch die Hoffnung, in der Hypothermie ein Mittel gefunden zu haben, eine bestehende Hypoxaemie oder Hyperkapnie wirkungsvoll zu behandeln. Aus den Untersuchungen von Albers geht hervor, daß mit zunehmender Auskühlung die Diffusionskapazität für O_2 laufend abnimmt und in Bereichen zwischen 22°–25° C noch 48% ihres Normalwertes beträgt.

Die Zunahme der alveolären-arteriellen O_2-Differenz besagt im Grunde nichts anderes als eine stetig zunehmende Hypoxämie durch die Auskühlung selbst. Gleich ungünstig wird die CO_2-Abgabe durch die Kälte beeinflußt. Die Unterkühlung bewirkt in Verbindung mit der zur Ausschaltung der Gegenregulation erforderlichen Narkose eine Depression der Atmung, die CO_2-Antwortkurve wird flacher, es resultiert bei erhaltener Spontan-Atmung eine Retention von CO_2 im Blut. Dadurch wird der Effekt der kältebedingten Linksverschiebung der O_2-Dissoziationskurve aufgehoben und nicht mehr therapeutisch nutzbar.

Faßt man diese Befunde zusammen, so ergibt sich die Tatsache, daß die mangelnde Korrelation zwischen Gesamtstoffwechsel und Atmung zu einem entscheidenden und limitierenden Faktor für die Anwendung der Hypothermie wird.

Es gibt aber noch weitere schwerwiegende Gründe, die gegen eine Anwendung der Hypothermie über längere Zeit sprechen. Die Funktion verschiedener Organsysteme wird durch die Kälte direkt beeinflußt. Das läßt sich eindrucksvoll am Kreislaufsystem und an der Nierenfunktion zeigen.

Der Einfluß der Hypothermie auf den Kreislauf wurde gemeinsam mit SCHÖNBACH und VOSS kapillarmikroskopisch untersucht: Bei 30° C zeigte sich im arteriellen Schenkel der terminalen Strombahn des Kaninchenmesenteriums eine erhebliche Verlangsamung der Blutströmung (Abb. 11 und 12). Bei weiterer Senkung der Körpertemperatur folgen Stasen im venösen Schenkel dieses Stromgebietes.

Die Einschränkung der Nierenfunktion in Hypothermie konnte gemeinsam mit BETTGE, VOSS und ROTHAUGE im Tierexperiment nachgewiesen werden. Bei 5 Hunden ergab sich bei 30° C eine Reduktion des Glomerulusfiltrates um 36% und ein Abfall der Plasmadurchströmung um 24%. Diese experimentell gewonnenen Ergebnisse stimmen mit am Menschen erhobenen Befunden überein. 7 Kranke, die wegen Hirntumoren oder kongenitaler Herzvitien operiert wurden, konnten untersucht werden. Bei diesen Kranken fand sich bei 30° C eine Abnahme der PAH-Clearance um 50%, die Reduktion der Kreatenin-Clearance liegt in derselben Größenordnung. Alle diese mitgeteilten Befunde zeigen, daß die Senkung der Körpertemperatur unter das normale Niveau keinen erfolgversprechenden Weg für die Therapie der Ateminsuffizienz darstellen kann.

Dagegen hat die Senkung erhöhter Körpertemperatur auf Normalwerte bei hochfieberhaften Kranken durch Wärmeableitung ihre Berechtigung. Wir kennen nämlich aus der klinischen Praxis Fälle, bei denen eine eingeschränkte ventilatorische Leistung zur Aufrechterhaltung eines ausreichenden Gasstoffwechsels ausreicht. Zusätzliche Belastung durch Hyperthermie bringt diese Kranken aber dann rasch in den Zustand einer Ateminsuffizienz, weil sie den erforderlichen Mehraufwand äußerer Atemarbeit nicht erbringen können. In dieser Situation gesteigerten Stoffwechsels stehen für die Therapie theoretisch mehrere Möglichkeiten offen.

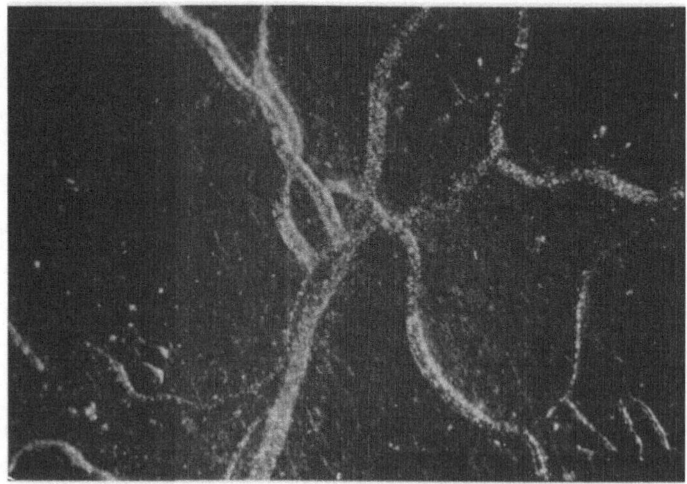

Abb. 11. Kapillarmikroskopische Darstellung einer peripheren Arterie des Kaninchen-Mesenteriums bei 36° Körpertemperatur (Narkose: Thiogenal 30 mg/kg). Dunkler, zentraler Axialstrom und helle Randströme als Ausdruck eines schnellen Druckflusses erkennbar.

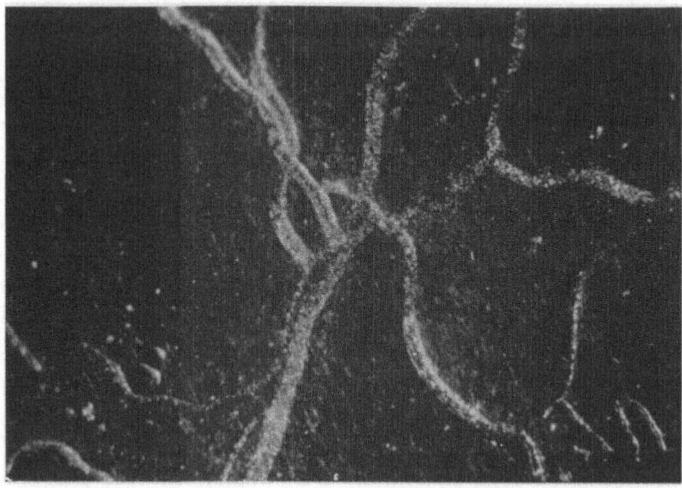

Abb. 12. Dasselbe Gefäßgebiet wie Abb. 11 bei 30° Körpertemperatur. Abkühlung durch Immersion in Thiogenal-Narkose. Die Gefäße sind jetzt deutlich kontrahiert. Im arteriellen Schenkel der dargestellten terminalen Strombahn sind infolge der Strömungsverlangsamung einzelne Erythrozyten erkennbar. Gemeinsame Untersuchungen mit G. SCHÖNBACH und R. VOSS.

a) Die akute Abkühlung. THAUER und Mitarb. haben gezeigt, daß die gegenregulatorischen Mechanismen bei akutem Wärmeentzug des Warmblüters nur in tiefer Narkose unterdrückt werden können. Zu Beginn der Unterkühlung von Patienten, bei denen die Senkung der Körpertemperatur mit dem Ziel einer befristeten Kreislaufunterbrechung bei Eingriffen an Hirn und Herz vorgenommen wird, darf annähernd mit ausgeglichenen Kreislaufverhältnissen gerechnet werden. Dagegen befindet sich der hochfieberhafte, ateminsuffiziente Kranke immer in einer schlechten Kreislaufsituation. Die Gründe waren eingehend dargelegt worden. Stößt die Einleitung und Aufrechterhaltung einer optimalen, tiefen Narkose bei normalem Stoffwechselausgangswert auf erhebliche Schwierigkeiten, so wird die Problematik ungleich größer, wenn ein Ateminsuffizienter mit hohem Fieber tief narkotisiert werden soll. Die Gefahr des Kreislaufversagens bereits bei Einleitung der Narkose nimmt dabei in einem Maße zu, daß dieses Vorgehen als therapeutische Maßnahme nicht gerechtfertigt erscheint.

b) Die sog. pharmakologische Hibernisation nach Laborit. LABORIT beschrieb 1951 die pharmakologische Wirkung von Phenothiazinderivaten. Nach seiner Ansicht sollten diese Pharmaka als „neurovegetative Hemmsubstanzen" den Sauerstoffverbrauch des Warmblüterorganismus entscheidend senken und in Verbindung mit physikalischer Wärmeableitung einen „künstlichen Winterschlaf" bewirken. Dieser Auffassung und der Definition des durch Phenothiazine hervorgerufenen Zustandes als künstlichen Winterschlaf hat THAUER als erster aufgrund theoretischer Überlegungen und Berechnungen schärfstens widersprochen. Auf seine Initiative hin wurden von mir in Zusammenarbeit mit BRENDEL und USINGER Tierversuche durchgeführt, die das thermoregulatorische Verhalten von Hunden in thermoindifferenter Umgebungstemperatur und bei Kältebelastung unter vegetativer Blockade prüfen sollten. Dabei wurde der Sauerstoffverbrauch von pharmakologisch unbeeinflußten, narkotisierten und „vegetativ blockierten" Tieren als entscheidende Meßgröße bei der Beurteilung der thermoregulatorischen Leistung zugrunde gelegt.

Bei den Versuchen in thermoindifferenter Umgebungstemperatur zeigte sich, daß die Applikation von Phenothiazinen selbst in hoher Dosierung (10 mg/kg) den Sauerstoffverbrauch der Tiere nicht entscheidend senken kann. Die Minima des Sauerstoffverbrauchs der einzelnen Tiere, die in Narkose oder im Schlaf gemessen wurden, wurden unter der vegetativen Blockade nie erreicht. Durch diese Versuchsergebnisse konnte die von LABORIT postulierte histioplegische Wirkung des Chlorpromazins widerlegt werden.

Bei den Versuchen unter Kältebelastung zeigte sich, daß nur bei tief narkotisierten Tieren die gegenregulatorischen Mechanismen vollig unterdrückt und der O_2-Verbrauch gesenkt werden konnte. Sowohl die pharmakologisch unbeeinflußten Tiere wie die mit Chlorpromazin oder „lytischen

Mischungen" prämedizierten Tiere zeigten sofort nach Beginn der Kältebelastung eine erhebliche Erhöhung des Sauerstoffverbrauchs bis zu 100%
gegenüber dem Ausgangswert. Damit ist die spezifische, thermoregulatorische Wirkung von Chlorpromazin, auch in Kombination mit Atosil und
Dolantin, widerlegt (Abb. 13).

Das Ergebnis dieser Versuche schränkt den Wert des LABORITschen
Verfahrens erheblich ein: Bei Verwendung der lytischen Gemische allein
ist die angestrebte Senkung des Sauerstoffverbrauchs nicht zu erwarten.
Wird zusätzlich Wärme physikalisch, z. B. durch Auflegen von Eisbeuteln,
abgeleitet, muß mit einer Steigerung des Sauerstoffverbrauchs infolge einsetzender Gegenregulationen gerechnet werden.

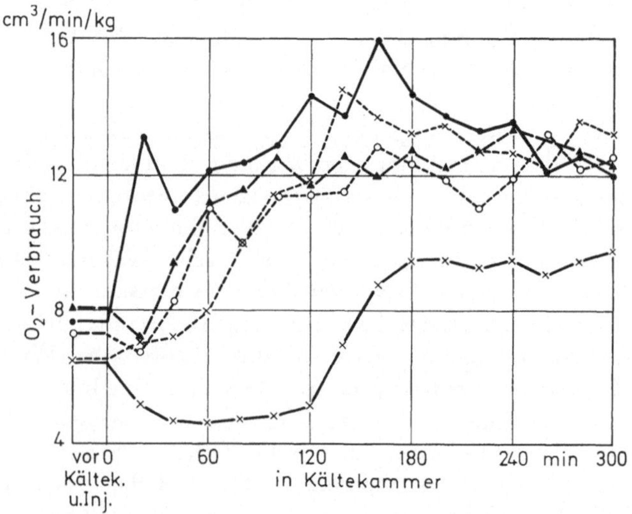

Abb. 13. Einfluß der Kälte auf den Sauerstoffverbrauch von pharmakologisch
unbeeinflußten, narkotisierten und „vegetativ blockierten" Hunden.
●——● pharmakologisch unbeeinflußt
▲·····▲ nach Chlorpromazin (2 mg/kg)
○·····○ nach Chlorpromazin (10 mg/kg)
×·····× nach Coctaillytique (Dolantin, Atosil, Megaphen)
×——× in Pernocton-Narkose (35 mg/kg)
Eine Reduktion des O₂-Verbrauches gelingt nur durch eine tiefe Narkose.
Gemeinsame Untersuchungen mit W. BRENDEL und W. USINGER.

c) Die endokrine Stoffwechseldrosselung. Eine weitere Möglichkeit,
den Sauerstoffbedarf hochfieberhafter, ateminsuffizienter Patienten zu reduzieren, besteht darin, auf eine akute Unterkühlung zu verzichten und sich
mit einer langsamen Wärmeableitung zu begnügen. Dadurch sollen auf der
einen Seite die Gefahren einer tiefen Narkose und auf der anderen Seite die
gegenregulatorischen Auswirkungen des akuten Wärmeentzugs vermindert

bzw. umgangen werden. Dieses Ziel kann durch die endokrine Stoffwechseldrosselung erreicht werden. Sie geht von der Überlegung aus, daß die Thermoregulation des Warmblüters von der Höhe der Wärmeproduktion abhängig ist. Sie wird direkt von der Menge des an das Blut abgegebenen Thyroxins beeinflußt. Demnach muß die Einschränkung der Thyroxinproduktion zu einer Stoffwechselsenkung führen. In der Tat gelang es Kuschinsky und Loeser im Tierexperiment durch Verabreichung von anorganischem Jod (in Form von Kaliumjodid in wässriger Lösung), eine Stoffwechselsenkung bis zu 20% zu erzielen. Die Wirkung ionisierten Jods geht offensichtlich über den Hypophysenvorderlappen, denn sein stoffwechselsenkender Effekt bleibt nach Hypophysektomie aus. Durch einen erhöhten Blut-Jod-Spiegel, der durch Injektion von ionisiertem Jod erreicht werden kann, wird die Produktion von Thyreosekretin im HVL nachweisbar eingeschränkt. Eine partielle und temporäre Drosselung der Schilddrüse ist die Folge. Der Regelkreis Hypophyse-Schilddrüse wird bei diesem Vorgehen nicht vollständig und vor allen Dingen nicht endgültig unterbrochen. Als stoffwechselwirksame Joddosierung fand Kuschinsky 0,5 bis 10 mg KJ pro 100 g/die.

Zur ersten klinischen Anwendung von hohen Joddosen (40 mg/kg pro Tag) zwang uns ein Tetanuskranker mit Hyperthyreose, bei dem im Verlauf der Behandlung Temperaturen über 40° C aufgetreten waren. Nach Injektion von Endojodin in der angegebenen Dosierung ließ sich die Körpertemperatur ohne nachweisbare Gegenregulation auf 36° C senken. Die Jodbehandlung wurde über 14 Tage fortgesetzt, Temperatursteigerungen traten in dieser Zeit nicht mehr auf.

Nach diesem überraschenden Erfolg der Jodapplikation bei Vorliegen einer Hyperthyreose war es naheliegend, Jod zur Stoffwechseldrosselung bei hoch fieberhaften Kranken einzusetzen, bei denen primär keine Überfunktion der Schilddrüse vorlag.

Bei einer Reihe hyperthermer Kranker mit schweren Schädelverletzungen konnte nach Applikation von Endojodin die Körpertemperatur durch Lagerung auf Wasserkissen auf normales Niveau gesenkt werden. Nach diesen klinischen Erfahrungen stand aber immer noch die Frage offen, ob im Verlauf der Jodbehandlung mit langsamer Wärmeableitung durch Wasserkissen Kältereaktionen auftreten. Sie wurde gemeinsam mit R. Voss und Fetzer im Tierexperiment geprüft.

7 Hunde wurden mit anorganischem Jod bei einer Dosierung von 40 mg/kg vorbehandelt. 12 Std nach der Injektion wurden die Tiere mit Thiopental in einer Dosierung von 30 mg/kg narkotisiert und unter O_2-Beatmung im Eisbad bis zu einer Rektaltemperatur von 30° C unterkühlt. In thermoindifferenter Umgebungstemperatur wurde ihre spontane Wiedererwärmung abgewartet. Der Ausgangswert der Rektaltemperatur war im Mittel nach 40 Std erreicht. Aus der Schilddrüse dieser Tiere wurde

zu diesem Zeitpunkt eine Probeexcision zur histologischen Untersuchung entnommen. Bei allen 7 jodprämedizierten Tieren fand sich das Bild einer kolloidreichen Schilddrüse in normalem Funktionszustand (Abb. 14).

Als Kontrollgruppe dienten 5 Hunde, die ohne Jodprämedikation unter gleichen Narkosebedingungen mit derselben Technik unterkühlt wurden. Bei diesen Tieren war die zur spontanen Wiedererwärmung erforderliche Zeit kürzer, die Ausgangstemperatur war im Mittel bereits nach 22 Std erreicht. Die histologischen Bilder der Schilddrüse dieser Kontrolltiere unterschieden sich erheblich von denen der mit Jod vorbehandelten Tiere:

Kolloidverarmte Follikel mit mittelhohem bis hohem Epithel, die zahlreiche Randvakuolen aufweisen. Daneben fanden sich Bezirke, in denen die Follikelstruktur nur noch angedeutet zu erkennen war; Zellnekrosen und Blutaustritte konnten nachgewiesen werden (Abb. 15).

Die Untersuchungen zeigen, daß die Blockade der Schilddrüse nach hohen Jodgaben selbst durch massive Belastung der Thermoregulation nicht durchbrochen wird.

Analoge Befunde wurden bei Patienten erhoben, die wegen Hyperthermie einer Jodbehandlung bis zu 8 Tagen unterworfen wurden, und die an ihrem Grundleiden (meist Schädelverletzung) verstarben. Zeichen einer Schilddrüsenaktivierung wurden nie gefunden, die Drüsen zeigten überwiegend kubisches Epithel mit normalen Randvakuolen.

Aus dem Fehlen von Aktivitätszeichen im histologischen Bild der Thyreoidea darf auf eine ausgebliebene oder weitgehend unterdrückte Gegenregulation geschlossen werden, weil nach den Untersuchungen von STAUDINGER bei Kältebelastung die Schilddrüse immer Zeichen erhöhter Aktivität im histologischen Bild erkennen läßt. Damit kann die eingangs gestellte Frage nach möglichen Kälte-Gegenregulationen bei der langsamen Wärmeableitung mit Wasserkissen beantwortet werden. Sie bleiben unter Jodblockade aus.

Nach unseren heutigen Erfahrungen liegt die optimale Joddosierung beim Menschen zwischen 20 bis 40 mg pro kg Körpergewicht täglich. Wir haben uns zur Regel gemacht, eine 6tägige Behandlungsdauer nicht zu überschreiten. Bei diesem Behandlungsschema haben wir bei einem normal funktionierenden Regelkreis Hypophyse-Schilddrüse-Stoffwechsel und bei intakter Nierenfunktion Entgleisungen des Stoffwechsels nach Absetzen der Medikation nicht beobachtet. Diese Tatsache entspricht den Ergebnissen zahlreicher experimenteller Untersuchungen (SCHARF, GRAB, KUSCHINSKY, LOESER).

Unser jetziges Vorgehen und die klinische Bedeutung der endokrinen Blockade bei der Therapie der Ateminsuffizienz lassen sich am anschaulichsten anhand einer klinischen Beobachtung darstellen:

Ein 28jähriger Patient mit Mitralstenose im Stadium 3–4 sollte in endotrachealer Narkose einer Kommissurotomie unterzogen werden. Bei der Austastung des linken Vorhofes kam es zum Kammerflimmern. Trotz dieses Zwischenfalles wurde sofort die Sprengung der erheblich stenosierten Klappe vorgenommen. Anschließend an den operativen Akt war eine Herzmassage von 70 min erforder-

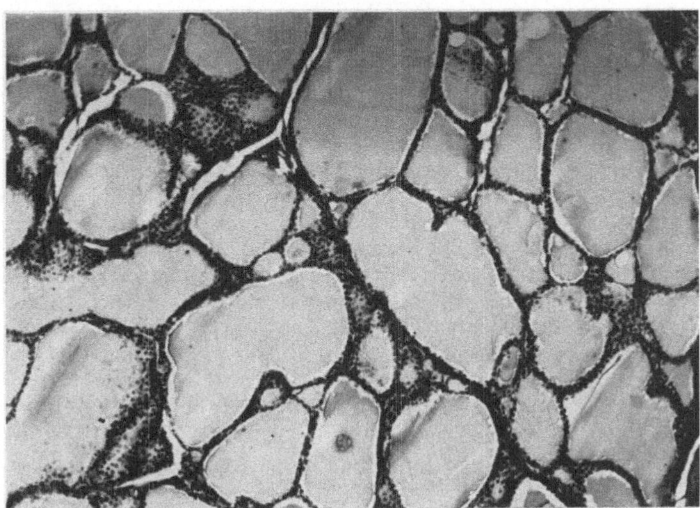

Abb. 14. Histologisches Schilddrüsenbild eines Hundes nach massiver Belastung der Thermoregulation. Vor Unterkühlung Injektion von 40 mg/kg anorganischem Jod (Endojodin). Kolloidreiche Drüse in normalem Funktionszustand. Gemeinsame Untersuchung mit R. Voss und S. Fetzer.

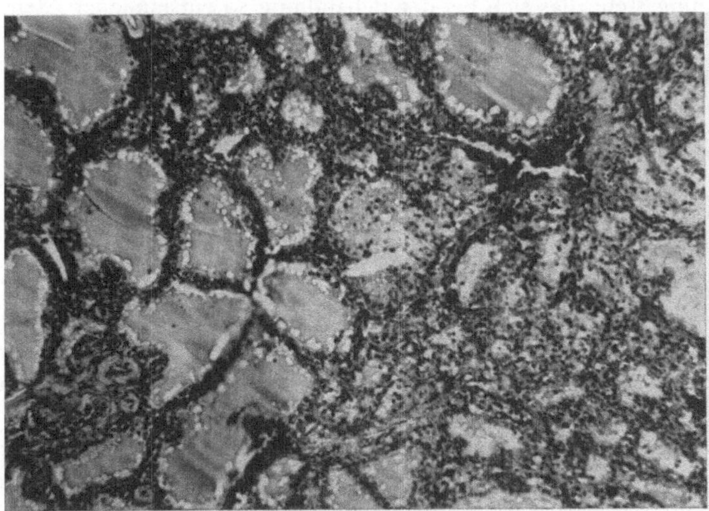

Abb. 15. Schilddrüse eines Hundes nach Unterkühlung und spontaner Wiedererwärmung ohne vorherige Jod-Applikation. Die Drüse zeigt kolloidverarmte Follikel mit mittelhohem bis hohem Epithel, zahlreiche Randvakuolen, Zellnekrosen. Gemeinsame Untersuchungen mit R. Voss und S. Fetzer.

4*

lich, um eine ausreichende Spontanaktion des Herzens mit einem suffizienten peripheren Kreislauf zu erreichen. Am Ende des Eingriffes atmete der Patient tief und regelmäßig, war ansprechbar, Herz und peripherer Kreislauf waren in Ordnung. Er konnte bedenkenlos extubiert und auf die Station gebracht werden. 5 Std nach der Extubation stieg die Rektaltemperatur auf über 40° C an. Sie muß als zentralbedingt durch die temporäre Mangeldurchblutung des Gehirns während der Herzmassage aufgefaßt werden.

Zu diesem Zeitpunkt bot der Kranke das klassisch ausgeprägte Bild einer akuten Ateminsuffizienz:

Atemfrequenz auf 40–45 Atemzüge pro min gesteigert, Atemvolumen klein, motorische Unruhe, Verwirrtheit, trotz O_2-Zufuhr Cyanose der Akren und der Haut, Tachykardie von 170 pro min, Thoraxatmung fast aufgehoben, überwiegend Zwerchfellatmung.

In diesem Zustand wurde der Patient auf ein Wasserkissen von 20 Grad gelagert und die endokrine Blockade durch Injektion von 14 ml Endojodin ($= 11,54$ g anorganisches Jod) eingeleitet. Nach 5 Std war die Rektaltemperatur auf 36° C abgefallen, die Atmung bei einer Frequenz von 20–24 pro min normalisiert, die Cyanose verschwunden, die Ateminsuffizienz war beherrscht. Die endokrine Blockade wurde über 5 Tage durch tägliche Jodverabreichung fortgesetzt. Ein Temperaturanstieg trat nicht mehr auf, der Patient ist heute gesund und arbeitsfähig.

Dieses Beispiel zeigt, daß plötzliche Temperaturanstiege durchaus die auslösende Ursache einer Ateminsuffizienz darstellen, wenn durch den operativen Eingriff die Möglichkeiten zu einer Ventilationssteigerung erschöpft sind, um den durch hohes Fieber gesteigerten O_2-Verbrauch zu decken.

Der demonstrierte Fall beweist, daß mit der physikalischen langsamen Wärmeleitung bei gleichzeitiger endokriner Drosselung ein Verfahren zur Verfügung steht, das sich bei der Behandlung so entstandener Ateminsuffizienzen bewährt.

C. Aktive Maßnahmen

Zu den aktiven Maßnahmen soll

1. Die Tracheotomie und
2. die künstliche Beatmung gerechnet werden.

1. Tracheotomie

a) Wirkungsweise. Prinzip der Tracheotomie ist die effektive Verkleinerung des anatomischen Totraums. Dadurch wird eine Verringerung der Totraumventilation erreicht, so daß ohne Steigerung des Atemvolumens die alveoläre Ventilation vergrößert werden kann.

Die Abhängigkeit der alveolären Ventilation als der entscheidenden Atemgröße von Atemvolumen, Atemfrequenz und Totraumventilation ist in Abb. 16 dargestellt.

Auf der linken Horizontalen ist die Größe der alveolären Ventilation aufgetragen, auf der rechten Seite die Totraumventilation; Atemvolumen und Atemfrequenz sind auf beiden Vertikalen dargestellt. Der Totraum ist mit 150 ml ange-

nommen und durch die untere schräge Gerade gekennzeichnet. Nimmt man z. B.
an, daß ein Lungengesunder mit einer Frequenz von 12 Atemzügen pro min
ein Atemvolumen von jeweils 500 ml fördert, so errechnet sich ein Atemminutenvolumen von 6 l. Von diesen 6 l dienen 4,2 l der alveolären Ventilation, der Rest
von 1,8 l ist Totraumventilation. In diesem Falle würde der Nutzeffekt der Atmung

$$\frac{\text{alveoläre Ventilation}}{\text{Totraumventilation}} = 2{,}23$$

betragen. Ist infolge einer Ateminsuffizienz das Atemvolumen auf 300 ml abgesunken und die Frequenz gleichzeitig auf 20 pro min gestiegen, so verschiebt
sich das Verhältnis zu Ungunsten der alveolären Ventilation, der Nutzeffekt der
Atmung nimmt ab und beträgt unter diesen Bedingungen 1,0.

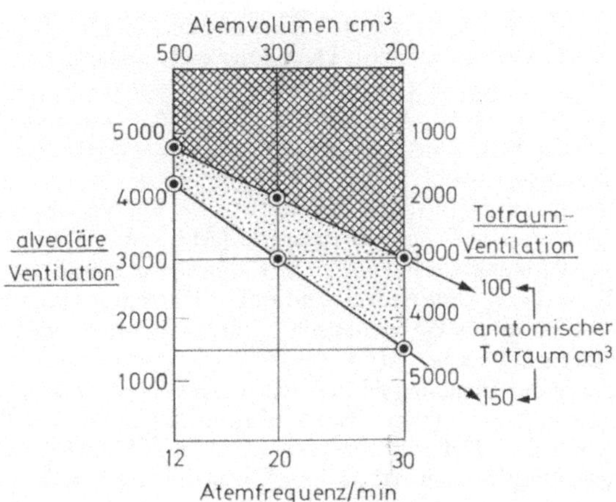

Abb. 16. Abhängigkeit der alveolären Ventilation von Atemvolumen, Atemfre-
quenz und Totraumventilation. Schematische Darstellung, Atemgrößen aus Durch-
schnittswerten von Lungengesunden errechnet.
Ordinate links: alveoläre Ventilation ml pro min
Ordinate rechts: Totraumventilation ml pro min
Abszisse oben: Atemvolumen ml
Abszisse unten: Atemfrequenz pro min

Der anatomische Totraum ist mit 150 ml angenommen und durch die untere,
schräg verlaufende Gerade angedeutet. Verminderung des anatomischen Totraums
durch Tracheotomie (durch die obere Schräge gekennzeichnet) verschiebt bei
gleichbleibender Atemfrequenz und gleichbleibendem Atemvolumen des Verhältnis von alveolärer Ventilation zu Totraumventilation zugunsten der alveolären
Ventilation. Die Atemökonomie wird verbessert. Aus einer gemeinsamen Arbeit
mit U. J. WASSNER.

Wird in diesem Stadium tracheotomiert und der anatomische Totraum auf
100 ml verringert, nimmt trotz unveränderter Atemfrequenz und bei gleichblei-
benden Atemvolumen die alveoläre Ventilation wieder zu; der Nutzeffekt der
Atmung beträgt 2,0.

Das besagt, daß dieser Kranke jetzt trotz seines verminderten Atemvolumens vermehrt Kohlensäure abatmen kann. Sind die Überlegungen über

die Wirkungsweise der Tracheotomie richtig, so muß sich ihr Effekt blutgasanalytisch am Krankenbett nachweisen lassen. Aus einer Reihe von Untersuchungen sind 2 Fälle zur Demonstration herausgegriffen.

Wegen eines massiv blutenden Magengeschwürs mußte ein Emphysematiker aus vitaler Indikation operiert werden. Wie aus den blutgasanalytischen Untersuchungen präoperativ hervorgeht, handelt es sich bei diesem Kranken um eine *kompensierte* Globalinsuffizienz. Der Kohlensäuredruck war erhöht, die Sauerstoffsättigung mit 68 % erniedrigt, der pH-Wert aber normal. Am Ende der Narkose, die unter kontrollierter Beatmung durchgeführt wurde, lag die Sauerstoffsättigung im Bereich der Norm. pCO_2 war durch milde Hyperventilation auf 36 mmHg abgesunken, das pH wurde mit 7,42 an der oberen Grenze der Norm liegend gemessen. Bereits am nächsten postoperativen Tag hatte sich das Bild einer akuten Ateminsuffizienz entwickelt mit einem pCO_2 von über 70 mmHg und einem Abfall des Blut-pH auf 7,20. Es wurde sofort tracheotomiert. Die Besserung des Krankheitsbildes war klinisch evident. Dem entsprach die Kontrolle der arteriellen Blutgase am folgenden Tag. Der Kohlensäuredruck war normalisiert, das pH auf 7,38 angestiegen, die O_2-Sättigung lag bei 90 %. 22 Tage nach der Operation konnte der Kranke geheilt entlassen werden, nachdem die Trachealkanüle nach 7 Tagen entfernt worden war (s. Abb. 17).

Den Behandlungserfolg durch Tracheotomie bei einer vorwiegend ventilatorischen Insuffizienz zeigt ein weiteres Beispiel: (Abb. 18).

Ein 48jähriger Patient erlitt bei einem Verkehrsunfall eine Rippenserienfraktur links. Zusätzlich zu dieser traumatisch bedingten Einschränkung der Ventilation trat eine weitere Störung des Gasaustausches durch pneumonische Infiltration der Lunge der verletzten Seite auf.

Die Bestimmung der aktuellen Blutgaswerte deckte eine dekompensierte respiratorische Acidose mit erheblicher Untersättigung des arteriellen Blutes auf.

48 Stunden nach dem Luftröhrenschnitt ergab eine Kontrolluntersuchung im Normbereich liegende Blutgaswerte; klinisch war die lebensbedrohliche Situation absolut beherrscht.

Am 5. Tage nach dem Unfall wurden nach erneuter Punktion der A. femoralis in Doppelanalysen folgende Meßergebnisse erzielt:

pH 7,46; pCO_2 30 Torr; Art.-Sättigung 98 %; Standardbicarbonat 45 Vol. %.

Diese Werte entsprechen einer dekompensierten respiratorischen Alkalose; sie müssen an dieser Stelle einer kritischen Würdigung unterzogen werden, um zu vermeiden, solche „alkalischen pH-Werte" als spezifische Folge der Tracheotomie zu betrachten.

Im Moment der Arterienpunktion hat der oben erwähnte Patient aus Angst oder infolge des Punktionsschmerzes hyperventiliert. Daher wäre es korrekt, die Blutentnahme erst durchzuführen, wenn nach der Punktion ein steady state erreicht ist. Diese Regel läßt sich am Krankenbett nicht immer einhalten. Trotz dieser Einschränkung haben Blutgaswerte, die im alkalischen Bereich liegen, Aussagekraft: Sie geben den sicheren Hinweis, daß die Störung, die primär zur Hypoventilation geführt hatte, beseitigt ist. Der Kranke kann sogar wieder über das normale Maß hinaus ventilieren, die Trachealkanüle darf entfernt werden.

b) Indikation zur Tracheotomie. So eindeutig sich die Indikation zur Tracheotomie als aktives Behandlungsverfahren einer Ateminsuffizienz beim Vorliegen einer dekompensierten respiratorischen Acidose stellen läßt, so problematisch wird der Einsatz des Luftröhrenschnittes zur Behandlung

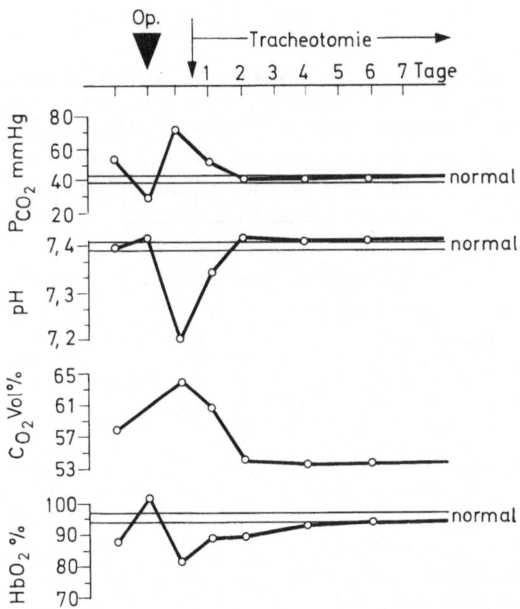

Abb. 17. Beseitigung einer schweren dekompensierten respiratorischen Acidose nach Magenresektion durch Tracheotomie bei einem Patienten mit ausgeprägtem Lungenemphysem. Gemessen im arteriellen Blut: Kohlensäuredruck, pH-Wert, Kohlensäuregehalt und O_2-Sättigung. Doppelanalysen nach VAN SLYKE.

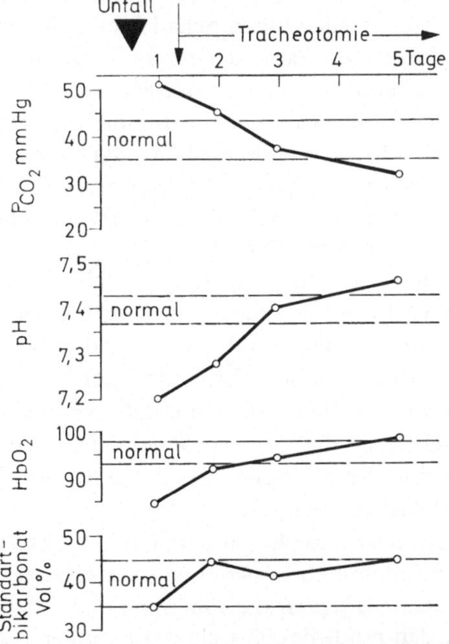

Abb. 18. Effekt der Tracheotomie auf die arteriellen Blutgefäße bei einem Kranken mit Rippenserienfrakturen rechts und pneumonischer Infiltration der rechten Lunge nach Verkehrsunfall.

Tabelle 6. *Blutgasanalytische Untersuchungen bei 5 Patienten mit postoperativer Atem-insuffizienz nach Thorax- und Abdominaleingriffen. Charakteristisch ist die dekompensierte, respiratorische Acidose mit hohem CO_2-Druck und tiefen pH-Werten.*
Arterielle Sättigung im Mittel bei 80 %.
Ein Erfolg der Tracheotomie darf bei dieser Patientengruppe erwartet werden.

Alter	Diagnose	pCO_2 art. mmHg	pH art.	art. Sättigung
34 J.	Pneumonektomie rechts Bronchialfistel Aufklappung	68	7,29	79 %
64 J.	Pneumonektomie rechts Emphysem	60	7,28	80 %
44 J.	Lobektomie li OL Bronchialfistel Ileus	56	7,30	82 %
62 J.	Ulcus ventriculi B II Emphysem Cor pulmonale	68	7,22	76 %
58 J.	Pneumonektomie li	58	7,27	80 %

der postoperativen oder posttraumatischen Pneumonie. Das läßt sich an blutgasanalytischen Untersuchungen Schädelverletzter zeigen.

Bei 5 neurochirurgischen Patienten ergab die Bestimmung der aktuellen Blutgaswerte eine erhebliche Alkalose mit massiver O_2-Untersättigung des arteriellen Blutes als Ausdruck einer pneumoniebedingten Diffusions- und Verteilungsstörung. Durch die bestehende Hypoxämie war die Atmung beschleunigt und vertieft, so daß pCO_2-Werte an der unteren kritischen Grenze gemessen wurden. Diese Patienten wurden tracheotomiert, sie sind aber ihrer Pneumonie erlegen (Tab. 7).

Sicher ist bei bewußtlosen Patienten mit fehlendem Hustenreflex die Tracheotomie gerechtfertigt. Sie dient dabei ausschließlich dem Zweck, die Freihaltung der Luftwege zu gewährleisten und ihre mechanische Verlegung durch Sekret zu verhindern. Im Falle einer Pneumonie und intakter äußerer Ventilation ist ein therapeutisch nutzbarer Effekt auf den gestörten O_2-Gasstoffwechsel durch die Tracheotomie nicht zu erwarten.

Das spiegelt sich in den klinischen Ergebnissen bei 130 tracheotomierten Patienten nach Schädeltraumen wieder (Tab. 8).

Läßt man das Schicksal der 43 Patienten unberücksichtigt, bei denen die Obduktion einen mit dem Leben nicht mehr vereinbaren Hirnbefund ergab, so bleiben 8 Kranke, bei denen die Pneumonie als alleinige Todesursache angeschuldigt werden muß. Bei 52 weiteren Kranken spielten die entzündlichen Lungenkomplikationen beim Tod dieser Patienten zumindest eine bedeutende Rolle.

Tabelle 7. *Blutgasanalytisches Verhalten von 5 Patienten nach Schädeltraumen und intracraniellen Eingriffen.*

Charakteristisch ist bei dieser Gruppe von Kranken die dekompensierte respiratorische Alkalose mit schwerer arterieller Hypoxämie als Ausdruck entzündlicher Lungenkomplikationen. Die Tracheotomie kann bei dieser Patientengruppe nur dem Zweck der Bronchialbaumtoilette dienen, ihr Erfolg ist fraglich.

Alter	Diagnose	pCO_2 art. mmHg	pH art.	art. Sättigung
28 J.	offene Hirnverletzung	26	7,54	69 %
34 J.	frontobasale Impressionsfraktur	24	7,58	74 %
19 J.	offene Hirnverletzung	18	7,64	68 %
56 J.	Subd. Hämatom	30	7,46	78 %
28 J.	Tumor hintere Schädelgrube	30	7,48	78 %

Tabelle 8. *Tracheotomien nach Schädel-Traumen*

Klinische Ergebnisse von 130 Tracheotomien nach Schädel-Hirntraumen. Krankengut der Neurochirurgischen Klinik.

	Zahl	überlebt	verstorben	zentral	Todesursache pulmonal	zentral u. pulm.
Gedeckte Traumen	51	14	37	15	1	21
frontobasale Frakturen	26	6	20	7	3	10
offene Schädelbrüche	12	—	12	5	2	5
Verletzung der hinteren Schädelgrube	8	2	6	2	—	4
Intrakranielle Hämatome	33	5	28	14	2	12
	130	27	103	43	8	52

c) Klinische Ergebnisse. In der Abb. 19 ist die Gesamtzahl der durchgeführten Tracheotomien aus der Zeit vom 1. 1. 1957 bis 1. 10. 1960 säulenmäßig aufgetragen. Daraus ist zu ersehen, daß bis 1958 dieser Eingriff an unserer Klinik sehr selten ausgeführt wurde.

Ab 1959 schnellt die Zahl sprungartig in die Höhe. Der Grund dafür ist die Tatsache, daß wir erst in den letzten Jahren gelernt haben, das Bild einer Ateminsuffizienz richtig zu deuten und aktive therapeutische Maßnahmen dagegen zu ergreifen. Kranke, die wir früher resignierend unter der

Diagnose Herz- und Kreislaufversagen verloren haben, starben sicher manchmal an den Folgen einer insuffizienten Atmung nach technisch geglücktem Eingriff.

Die Tab. 9 zeigt die Ergebnisse bei 192 beobachteten tracheotomierten Patienten. Aus dieser Zusammenstellung geht hervor, nach welchen Eingriffen oder Verletzungen die Indikation zur Tracheotomie gestellt wurde.

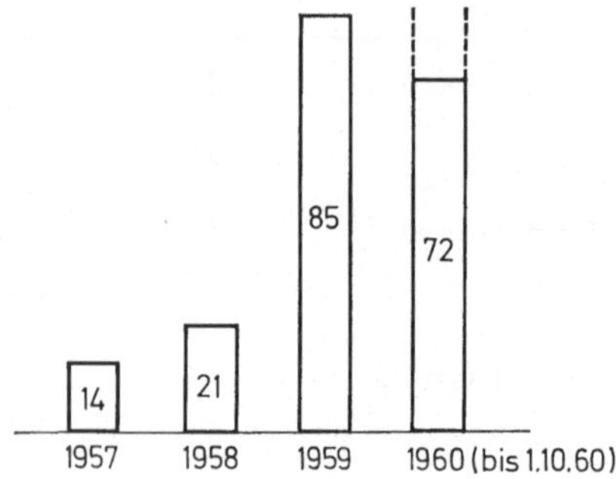

Abb. 19. Säulenmäßige Darstellung der Gesamtzahl ausgeführter Tracheotomien in der Chirurgischen Klinik (1957–1960). Aus den Diagrammen geht die Zunahme seit 1958 deutlich hervor.

Tabelle 9. *Tracheotomie wegen postoperativer und posttraumatischer Ateminsuffizienz.* Klinische Ergebnisse bei 192 Tracheotomien. Krankengut der Chirurgischen Klinik aus den Jahren 1957–1960

	Zahl	verstorben	überlebt
Eingriffe oder Verletzung am Thorax	40	15	25
Trepanationen	30	16	14
Hirnverletzung (offen u. geschlossen)	53	29	24
Eingriffe am Hals	10	2	8
Laparatomien	18	9	9
Eingriffe im Mund, Kieferverletzungen	6	—	6
Tetanus	9	4	5
Sonstige Eingriffe	26	16	10
Gesamt	192	91	101
in %	100	47	53

Von den 192 Kranken überlebten 101, das sind 53%. Diese Zahl stimmt mit den Mortalitätsangaben von ZUKSCHWERDT überein.

Es wurde bei diesem Kollektiv darauf verzichtet, aus mutmaßlichen Todesursachen bei den Verstorbenen den klinischen Wert der Tracheotomie abzuleiten. Man würde zu höchst unzuverlässigen Schlüssen kommen, weil das Grundleiden allein oder gleichzeitig bestehende Komplikationen in vielen Fällen den fatalen Ausgang unserer operativen Bemühungen hinreichend erklärt.

Klammert man die Zahl der Patienten aus, bei denen die Obduktion einen eindeutig faßbaren Befund, wie Peritonitis, Mediastinitis, Fettembolie des Gehirns, schwere Zertrümmerungen von Hirnsubstanz oder intracranielle Blutungen, Meningitis, Bronchiolitis, Pleuraempyem mit Bronchialfistel oder eine frische hämatogene Aussaat nach Resektionsbehandlung wegen Tuberkulose ergab, so bleibt immer noch eine Reihe von Kranken, bei denen das Ergebnis der Sektion enttäuscht und keinen sicheren Aufschluß über die Todesursache zuläßt.

Bei kritischer Auswertung des vorliegenden Krankengutes fehlte 15 mal ein befriedigendes anatomisches Substrat bei den an Ateminsuffizienz Verstorbenen. Das bedeutet, daß in rund 18% die Tracheotomie als aktive Behandlungsmaßnahme bei Ateminsuffizienz versagt hat. Aus dieser Zahl erhellt sich eindeutig ihr klinischer Wert; sie zeigt aber auch ihre mögliche Leistungsgrenze auf.

2. Die künstliche Beatmung

a) Prinzip. Hat die Tracheotomie als aktive Behandlungsmaßnahme versagt oder ist ihr Effekt auf den Gasaustausch ungenügend, bleibt als letzte Stufe des Behandlungsplans die aktive Beatmung des ateminsuffizienten Kranken. Grundprinzip einer künstlichen Beatmung, gleichgültig welcher Form, ist die Erzielung und Aufrechterhaltung einer adäquaten alveolären Ventilation.

b) Formen der künstlichen Beatmung.

α) Manuelle Beatmung. Die einfachste Beatmungsform stellt die Belüftung der Lungen mittels eines der üblichen Narkosegeräte dar. Das Atemgas wird dabei durch manuelle Kompression einer Gummiblase über einen endotracheal liegenden Katheter administriert. Die Exspiration ist ausschließlich den elastischen Kräften des Thorax und der Lunge überlassen. Diese auch unter Narkosebedingungen heute noch weitgehend verbreitete Beatmungsform wird als einphasige Überdruckbeatmung bezeichnet. Sie hat sicher bei der Überbrückung akuter Notsituationen ihre Berechtigung; für eine langdauernde Beatmung Ateminsuffizienter kommt sie aus 2 Gründen nicht in Frage:

1. Selbst geübten Anaesthesisten ist es über längere Dauer nicht möglich, bei manueller Beatmung die Atemvolumina und die Atemfrequenz konstant zu halten. Hyper- oder Hypoventilation sind daher in gleichem Maße möglich.

2. Wie später noch auszuführen ist, bleibt die einphasige Überdruckbeatmung nicht ohne schädigenden Einfluß auf die Kreislaufdynamik, der

wohl vom Lungen- und Kreislaufgesunden kurzfristig kompensiert wird, den der Schwerkranke aber auf die Dauer nicht tolerieren kann. Aus diesen Gründen muß deshalb bei längerdauernder Beatmung die manuelle durch eine maschinelle ersetzt werden.

β) Maschinelle Beatmung. Aus praktischen Gründen können bei der Behandlung der Ateminsuffizienz nur Geräte zum Einsatz kommen, die direkt auf die oberen Luftwege wirken. Nach dem Prinzip der Steuerung von Inspiration- und Exspirationsphase sind druck- und volumengesteuerte Maschinen zu unterscheiden.

Bei den druckgesteuerten Maschinen erfolgt die Umschaltung von der Inspirationsphase auf die Exspirationsphase durch ein druckempfindliches Ventil, wenn ein vorher eingestellter, willkürlich wählbarer Druck in den oberen Luftwegen erreicht wird. Die Entleerung des Atembalges (der das Atemgas enthält) erfolgt mit hohem initialen Druck. Aus den charakteristischen Merkmalen dieses Apparatetyps entstehen Nachteile, die seinen Einsatz bei einer langdauernden Beatmung bedenklich erscheinen lassen:

Sofort zu Beginn der Inspiration wird ein hoher Gasfluß erzeugt, der aber – und das ist von eminenter klinischer Bedeutung – proportional zu dem sich aufbauenden Druck im Bronchialsystem abnimmt. Dadurch werden offene Alveolen sofort überbläht, während Lungenabschnitte hinter Stenosen nicht oder nur mangelhaft belüftet werden.

Ähnlich ungünstig liegen die Verhältnisse bei der Exspiration. Sie schließt sich sofort der Inspiration an, wenn der eingestellte Arbeitsdruck erreicht ist. Dadurch wird das Atemgas mit hoher Initialgeschwindigkeit aus den Alveolen wegbewegt. Folge ist das sog. air trapping, das durch den Kollaps einzelner kleinkalibriger Bronchialabschnitte entsteht; die entsprechenden Alveolargebiete werden nicht oder nur partiell und verzögert entlüftet.

Werden die Gesamtwiderstände im Bronchialsystem durch Sekretanschoppung oder durch einsetzende zum Maschinenrhythmus nicht synchrone Spontanatmung des Patienten erhöht, steigert das druckgesteuerte Gerät automatisch seine Atemfrequenz. Das effektiv administrierte Atemvolumen und damit die alveoläre Ventilation werden unkontrollierbar.

Im Gegensatz zu den druckgesteuerten Geräten administrieren die volumengesteuerten, frequenz-konstanten Apparate ein vorher einstellbares, genau dosierbares Atemvolumen, wobei sich der Druck in den Atemwegen selbständig als Summe aller herrschenden Teilwiderstände einstellt.

Der Prototyp des volumengesteuerten Respirators ist das von C. G. ENGSTRÖM konstruierte Gerät. Dieser Respirator wurde ausschließlich zur Behandlung der klinischen Fälle und ein zweites Exemplar zur Durchführung tierexperimenteller Untersuchung benutzt. Für die kritische Beurteilung der Brauchbarkeit und Leistungsfähigkeit eines Respirators ist die

synchrone Registrierung von Druck und Strömung und die physikalische
Analyse der gewonnen Kurven unerläßlich. Dadurch ist eine Voraussage
in Bezug auf Ventilations- und Kreislaufwirkung des Respirators möglich.

In nebenstehender Abb. 20 sind während der Beatmung mit dem Engström-Respirator Druck und Stromstärke synchron registriert und die
gewonnenen Kurven halbschematisch wiedergegeben. Der Gesamtdruck
(gemessen am Tubus) entspricht allen Widerständen in den Luftwegen und
der Elastizität von Lungen und Thorax.

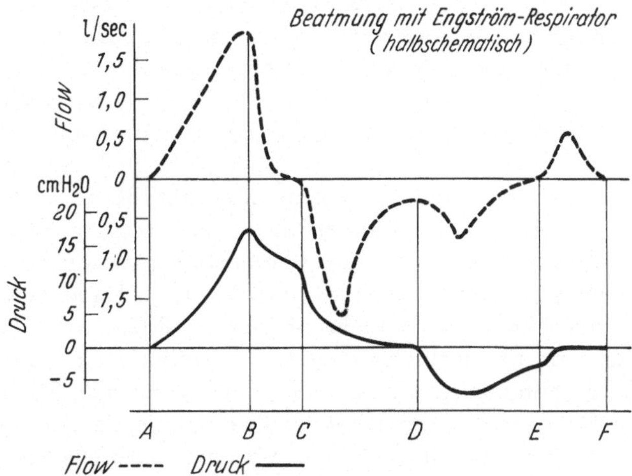

Abb. 20. Registrierung von Stromstärke und Druck bei der Beatmung mit dem
Engström-Respirator.
Abb. nach P. Herzog und C. G. Engström modifiziert. Einzelheiten siehe Text.

Mit dem Beginn der Inspiration (*A*) steigt der Druck innerhalb von
0,5 sec bis auf eine Höhe von etwa 18 cm Wasser an (*B*), wenn normale
Widerstände herrschen. Bei Erreichen dieses Punktes wird das Einatem-
ventil des Respirators geschlossen. Der folgende Druckabfall bis Punkt *C*
ist ein Zeichen für Druckausgleich und gleichmäßige Verteilung des Atemgases innerhalb des Bronchialsystems. Bei Punkt *C* wird das Ausatemventil
am Respirator geöffnet, es beginnt die von der Thoraxelastizität abhängige
Exspiration des Patienten. Demzufolge sinkt der Druck im Bronchialsystem
bis praktisch auf den 0-Wert. Bei Punkt *D* setzt die aktive Sogphase des
Respirators ein. Im Punkt *F* ist der Atemzyklus beendet, seine Dauer
beträgt bei einer eingestellten Atemfrequenz von 20 pro min 3 sec. Wird
durch Planimetrieren der Druckkurve der mittlere Beatmungsdruck im Verlauf eines gesamten Zyklus ermittelt, so erhält man einen Wert, der unter
+5 cm H_2O liegt.

Mit Beginn der Inspirationsphase setzt ein zunächst langsamer, dann
rasch zunehmender Gasstrom zum Patienten ein. Der Gipfelpunkt der
Strömungskurve entspricht dem Gipfelpunkt der Druckkurve (*B*).

Zu Ende des Druckplateaus (*B-C*) sind statische Verhältnisse eingetreten, es fließt kein Gas mehr zum Patienten. Erst beim Öffnen des Ausatemventils strömt Atemgas entsprechend der Eigenelastizität der Lunge und des Thorax ab. Die Stromstärke in Richtung vom Patienten zur Außenluft nimmt noch einmal zu, wenn der Respirator mit seiner aktiven Sogphase bei Punkt *D* einsetzt. Vor Beginn des neuen Atemzyklus kommt eine Zacke bei Punkt *E* zur Darstellung, es beginnt abermals Gas zum Patienten zu strömen. In diesem Moment ist der Patient zu einer passiven Inspiration gezwungen. Dieses für den Engström-Respirator typische Merkmal ist vielfach negativ beurteilt worden mit der Begründung, daß bereits vor dem eigentlichen zeitlich festgelegten Inspirationsbeginn eine nicht kontrollierbare sog. zweite Einatmung des Patienten stattfindet. Indes zeigen aber folgende Überlegungen, daß diese sog. zweite Inspiration durchaus positiv beurteilt werden muß.

Der Zustrom von Atemgas zu einem Zeitpunkt, bevor der Respirator den zur nächsten Inspiration erforderlichen Druck aufgebaut hat, kommt dadurch zustande, daß sich der in Exspirationslage gezwungene Thorax in seine physiologische Mittellage passiv zurückbewegt. Dadurch wird auch das Lungenparenchym bereits in inspiratorische Richtung in Bewegung gesetzt. Nach dem physikalischen Gesetz der Trägheit der Masse ist aber die Energie, die aufgebracht werden muß, um eine ruhende Masse in einer Richtung in Bewegung zu setzen größer als diejenige, die zur Aufrechterhaltung einer Bewegung notwendig ist. Auf unsere spezielle Fragestellung übertragen bedeutet das, daß durch die „zweite Einatmung" die träge Masse (stillstehende Gassäule, Lungenparenchym) bereits passiv durch die Elastizität des Thorax in inspiratorischer Richtung bewegt wird. Der zur folgenden aktiven Inspiration erforderliche Energieaufwand bleibt daher niedriger, als wenn die träge Masse erst in Bewegung gesetzt werden müßte. Folglich können die inspiratorischen Drucke tief gehalten werden. Für die Kreislaufdynamik ist das von außerordentlicher Bedeutung.

Außerdem besteht dieses „vorzeitig eingeatmete Gasvolumen" aus Frischluft, so daß es zu keiner Veränderung der berechneten alveolären Ventilation kommt. Aufgrund der eingehend beschriebenen Druck- und Strömungsverhältnisse während eines Atemzyklus läßt sich die Wirkungsweise des ENGSTRÖM-Respirators ableiten; desgleichen können seine eindeutigen Vorteile den druckgesteuerten Geräten gegenüber kritisch determiniert werden:

Bei der Inspiration nehmen Druck *und* Strömung gleichzeitig und stetig zu. Die bei hohem Initialstrom mögliche Überblähung einzelner Lungenabschnitte wird vermieden; selbst stenosierte Bronchialabschnitte können belüftet werden.

In der aktiven Sogphase arbeitet der Engström-Respirator nach dem Venturi-Prinzip; seine Wirkungsweise ist mit der einer Wasserstrahlpumpe vergleichbar. Da der Venturi-Sog im halboffenen System arbeitet, kann der erzeugte Unterdruck nicht plötzlich mit hoher Intensität auf die Alveolen einwirken. Das beschriebene air trapping bleibt aus.

Selbst bei steigenden Gesamtwiderständen bleibt die Synchronizität von Druck und Gasfluß erhalten. Sie stellt wohl das typische Konstruktionsmerkmal des Respirators dar. Dadurch ist stets eine uniforme Administration des berechneten und volumendosierten Gasgemisches gewährleistet. Die alveoläre Ventilation bleibt so auch unter extremen Bedingungen konstant.

Durch Planimetrierung der Druckkurve ergibt sich ein Druckmittelwert unter +5 cm Wasser. Durch diese geringe transthorakale Druckerhöhung bleibt der Rückstrom zum rechten Herzen praktisch unbeeinflußt.

Die eigenen Erfahrungen mit dem Engström-Respirator bei der Arbeit am Krankenbett und im Operationssaal haben die Gültigkeit der hier angestellten theoretischen Überlegung erwiesen.

c) Rückwirkung einzelner Beatmungsformen auf den Kreislauf. Jede Form der künstlichen Beatmung bringt es mit sich, daß im Gegensatz zur Spontanatmung mit einem Überdruck in der Inspirationsphase gearbeitet werden muß, d. h. bei der Inspiration ist der Druck, der über Mund- und Nasenöffnung oder dem liegenden Endotrachealtubus herrscht, höher als der atmosphärische Druck. Dieser positive endothorakale Einatmungsdruck im Inspirium beeinflußt das Niederdrucksystem. Je höher er liegt, um so mehr vermindert sich der venöse Druckgradient zwischen den extrathorakalen Venen und dem rechten Vorhof. Der Zufluß zum rechten Vorhof wird vermindert. Gleichzeitig wird während des Inspirationsaktes „das Blut aus der Lunge herausgedrückt" (STOFFREGEN). Durch den verminderten Zustrom zum rechten Herzen sinkt das Herzminutenvolumen ab: So konnten MALONEY und WHITTENBERGER eine Abnahme des Herzzeitvolumens um 15% gegenüber seinem Ausgangswert bei der reinen Überdruckbeatmung nachweisen. Wohl besitzt auch das venöse Niederdrucksystem durch Erhöhung seines Venomotorentonus eine Möglichkeit zur Kompensation, so daß die einphasige Überdruckbeatmung beim Kreislaufgesunden keine nachteiligen Folgen auf den Kreislauf zu haben braucht. Wird der mittlere Beatmungsdruck von +5 cm Wasser nicht überschritten, so ist eine völlige Kompensation über einen geringen Anstieg des Venendruckes möglich, wie COURNAND und Mitarbeiter zeigen konnten. Für eine Dauerbeatmung über Tage oder Wochen bleibt dieser Kompensationsmechanismus nicht ohne Auswirkung auf die parenchymatösen Organe. Stauungen der Leber mit Erhöhungen des Reststickstoffes konnten nach langdauernder einphasiger Überdruckbeatmung von ASTRUP, GÖTZSCHE und NEUKIRCH nachgewiesen werden. Als zweites Organ wird das Gehirn in Mitleidenschaft gezogen. Über einen erhöhten Jugularvenendruck resultiert ein Liquordruckanstieg, der seinerseits zu einer Volumenvermehrung des Gehirns führt und einem Hirnödem Vorschub leistet. Für die Hämodynamik ist es bei der einphasigen Überdruckbeatmung entscheidend, in welchem Ausmaß der endothorakale Beatmungsdruck auf den intrapleuralen Druck übertragen wird. Seit den Untersuchungen von STOFFREGEN und anderen ist bekannt, daß die sog. Drucktransmission etwa 50% beträgt, d. h. daß bei einem endothorakalen Druck von +20 cm Wasser der Vorhofdruck um 10 cm Wasser erhöht wird. Für die Exspirationsphase ist die Drucktransmission größer und darf mit 70% angesetzt werden. Wird jedoch die einphasige Überdruckbeatmung, deren klassische Anwendung heute noch mit dem Atembeutel am Narkosegerät zu Anaesthesiezwecken gründlich geübt wird, durch eine Beatmungsform ersetzt, bei der die Exspirationsphase aktiv unterstützt wird, bleiben Rückwirkungen auf den Kreislauf und vor allem auf das Niederdrucksystem weitgehend aus.

d) Gefahren der künstlichen Beatmung. (Tierexperimentelle Untersuchungen der Kreislaufwirkung einer respiratorischen Alkalose). Die künstliche Beatmung birgt als echte und vollständige Substitutionstherapie die Möglichkeit und Gefahr einer Unter- und Überdosierung in sich. Über die Folgen der Unterdosierung des Atemvolumens bzw. des Atemminutenvolumens, die zur alveolären Hypoventilation führt, besteht in der Literatur Einmütigkeit; sie an dieser Stelle noch einmal abzuhandeln, erübrigt sich, da die alveoläre Hyperventilation die Indikation zur künstlichen Beatmung abgibt. Auch unter Respiratorbeatmung führt ein zu gering eingestelltes Atemvolumen zu den gleichen Folgen wie die Hypoventilation bei erhaltener Spontanatmung. Demgegenüber werden klinischer Wert und Folgen einer Hyperventilation recht verschieden beurteilt. Die meisten experimentellen Untersuchungen befassen sich mit den Auswirkungen der Hyperventilation auf den Stoffwechsel, Mitteilungen über Kreislaufwirkung der Hypokapnie sind spärlich.

Während DALE und EVANS bei Hyperventilation von Katzen mit der Palmerpumpe einen Druckabfall von 30–40 mmHg konstatierten, fand WAHLEN, daß sich bei einer 40minütigen Hyperventilation bis zu einem pH-Wert von 7,8 kaum Kreislaufveränderungen einstellten. 1910 teilt HENDERSON das Versagen des peripheren Kreislaufs infolge Hypokapnie mit. SEEVERS und Mitarbeiter hyperventilierten 14 Hunde über 15 Std lang mit extrem hohen Atemminutenvolumina, so daß der pCO_2-Druck im arteriellen Blut bis auf Werte um 5 mmHg gesenkt wurde. Dabei kam ein Blutdruckabfall von 10–15% vom Ausgangswert zur Beobachtung. BLASIUS und Mitarb. konstatierten, daß zu Beginn einer Hyperventilation der arterielle Blutdruck manchmal steil und manchmal stufenweise abfällt. Sie konnten eine strenge Abhängigkeit zwischen Druckabfall einerseits und Atemfrequenz und Atemvolumen andererseits nachweisen.

Sichtet man die vorliegenden Ergebnisse, so zeigt sich trotz unterschiedlicher Versuchsanordnungen die Tendenz zur Hypotonie des großen Kreislaufs nach Auswaschung der Kohlensäure aus dem Blut.

Die eigenen tierexperimentellen Untersuchungen verfolgen den Zweck, die Veränderungen des arteriellen Blutdruckes, die bei der Hyperventilation auftraten, kreislaufmechanisch zu prüfen und zu analysieren.

Methodik. Als Versuchstiere wurden 15 Hunde beiderlei Geschlechtes im Gewicht von 16–35 kg verwendet. Alle Tiere kamen morgens nüchtern zum Versuch. Nur bekannt unruhige oder bissige Tiere erhielten Morphium als Prämedikation; dabei wurde die Dosis von 0,04 g ohne Rücksicht auf das Körpergewicht eine Stunde vor Versuchsbeginn injiziert. Alle Tiere wurden mit Evipan in einer Dosierung von 40 mg/kg narkotisiert. Anschließend erfolgte die orale Intubation mit dem größtmöglichen Gummitubus. Sein Ende war mit einer aufblasbaren Manschette versehen und erlaubte somit eine sichere Abdichtung des Tubus gegen die Trachea. Anschließend wurden die Arteria femoralis, die Vena femoralis und die Vena jugularis dextra externa freigelegt und mit Cournand-Kathetern 7–9 Ch. kanüliert. Von der Vena jugularis aus wurde unter Röntgenkontrolle im seitlichen Strahlengang der Katheter über den rechten Vorhof und den rechten Ventrikel in den Stamm der Arteria pulmonalis vorgeschoben. Der arterielle Katheter wurde in die Aorta abdominalis eingelegt, der Venenkatheter bis zum rechten Vorhof vorgeschoben. Um eine Gerinnung und Verstopfung des Katheters zu vermeiden, wurden 1,5 mg/kg Heparin intravenös injiziert. Die Druckmessungen in der Aorta, in der Arteria pulmonalis und im rechten Vorhof erfolgte mit Statham-Elementen über den Atlasdruckverstärker EM 50, die Registrierung der Kurven geschah optisch mit dem Atlas-Vierfachschreiber. Das EKG wurde in der zweiten Standardableitung registriert. Weiter wurden folgende Größen gemessen oder errechnet: Aus den arteriell und venös entnommenen Blutproben das pH mit Hilfe einer Glaselektrode, Sauerstoff- und Kohlensäuregehalt des arteriellen und venösen Blutes, die Sauerstoffkapazität und das Standardbicarbonat nach Tonometrierung mit zwei bekannten Gasgemischen. Der pCO_2 wurde über die HENDERSON-HASSEL-BALCHsche Gleichung errechnet. Die Blutgasanalysen wurden in Doppelbestimmung nach der Methode von VAN SLYKE vorgenommen. Außerdem wurde die prozentuale Sättigung des arteriellen Blutes aus der maximalen Kapazität und dem aktuellen O_2-Gehalt errechnet. Der Sauerstoffverbrauch wurde spirographisch gemessen. Bei Spontanatmung wurde ein geeichtes Spirometer an den Endotracheal-Tubus angeschlossen; unter den Bedingungen der künstlichen Beatmung wurde an Stelle des Atembeutels am Engström-Respirator ein Spirograph angesetzt. Vor jedem Versuch wurde die Dichtigkeit des ganzen Beatmungssystems geprüft, indem am Ende der Beatmungsschläuche ein sog. Übungsthorax (bestehend aus einem Gummibalg, der in etwa in der Lage ist, die elastischen Eigenschaften der Lunge nachzuahmen) angeschlossen wurde. Während dieser Vorversuchsperiode wurden die Spirogramme aufgezeichnet und der Versuch erst begonnen, wenn bei Anwendung von Drucken im Bereich von +20–10 cm ein Gasverlust aus dem geschlossenen System – Spirometer, Beatmungsgerät, Übungsthorax – während einer halben Stunde nicht nachweisbar war. Das äußerte sich in einer gleichverlaufenden, horizontalen Kurve, auf der nur die Volumenausschläge des Respirators zur Darstellung kamen. Aus dem Sauerstoffverbrauch/min, der Differenz zwischen arteriellem und venösem O_2-Gehalt, wurde nach der FICKschen Formel

$$V_m = \frac{(O_2\text{-Verbrauch/min}) \cdot 100}{AV\text{-Differenz}}$$

das Herzminutenvolumen errechnet.

Außer den genannten Größen wurde die Elektrolytkonzentration im Serum (Natrium, Kalium, Calcium) mit dem Flammenphotometer gemessen. Von den 15 verwendeten Hunden, die zum Zweck der Kreislaufanalyse hyperventiliert wurden, mußten bei Auswertung der Ergebnisse 6 Tiere unberücksichtigt bleiben. Die Versuchsergebnisse der verbleibenden 9 Hunde wurden zur Berechnung der mechanischen Kreislaufgrößen herangezogen. Blutgasanalysen und Registrierung der Druckkurven erfolgten

1. bei Spontanatmung
2. eine halbe Stunde nach Beatmung mit annähernd physiologischen Atemminutenvolumina und Ausschaltung der Spontanatmung mittels Succinylcholin (Normoventilation)
3. eine Stunde nach Hyperventilation.

Die Beatmung erfolgte mit dem Engström-Respirator und atmosphärischer Luft. Bei der Beatmung wurde prinzipiell nach dem Wechseldruckprinzip vorgegangen. Der negative Sog in der Exspirationsphase wurde am Gerät so eingestellt, daß ein mittlerer Beatmungsdruck am Tubus von 0 bis +1 cm Wasser resultierte. Die Kontrolle dieses Beatmungsdruckes erfolgte über die Aufnahme einer Druckkurve mit einem Statham-Element mittels Lufttransmission. Die erhaltene Druckkurve wurde planimetriert. Bei der Hyperventilation wurde nach den gleichen Prinzipien vorgegangen, jedoch wurde bei der Dosierung des Atemvolumens darauf geachtet, daß der sich automatisch einstellende und von den Widerständen abhängige Inspirationsdruck von +20 cm Wasser nicht überschritten wurde. Dadurch schwankten die zur Hyperventilation administrierten Atemminutenvolumina zwischen 18 und 28 l/min. Sie wurden mittels einer trockenen Gasuhr gemessen. Während der Phasen der Ventilation und Hyperventilation wurden in dem Moment, in dem die Druckkurven registriert wurden, die Beatmung kurzfristig unterbrochen und der Trachealtubus gegen die freie Atmosphäre geöffnet, so daß ein Druck (endotracheal) von 0 herrschte. Dadurch sollten die durch die endothorakalen Druckänderungen während eines Respirationszyklus mechanisch erzeugten Rückwirkungen auf den Kreislauf vermieden werden. Die erhaltenen Blutdruckkurven wurden nach jeder einzelnen Untersuchungsphase wie folgt ausgewertet:

Außer der direkten Messung des systolischen und diastolischen Blutdruckes wurde der mittlere Blutdruck p_m durch Planimetrieren der aufgezeichneten Druckkurven ermittelt. Der mittlere systolische Austreibungsdruck im großen Kreislauf wurde nach der von KNEBEL angegebenen Formel

$$(p_s - p_d) \cdot 0{,}66 + p_d$$

errechnet. Die Periodendauer einer Herzaktion wurde in σ (1/1000 sec) abgegriffen, die Herzfrequenz nach der Formel

$$\frac{60}{\text{Periode}}$$

errechnet. Für die Errechnung der Widerstände W wurde der mittlere Strömungswiderstand

$$W_m = \frac{p_m - p_v}{i}$$

eingesetzt.

Zur Beurteilung der funktionellen Struktur des Kreislaufes ist es aber außerdem erforderlich, die Wirkung des zentralen Windkesselsystems mit zu erfassen.

Physikalisch sind die Elastizitätsverhältnisse des arteriellen Systems durch die meßbare Größe der Volumenelastizität charakterisiert. Nach O. FRANK ist der Volumenelastizitäts-Koeffizient E' gegeben durch den Druckzuwachs Δp, der eintritt, wenn der Windkessel eine Volumenzunahme ΔV erfährt.

$$E' = \frac{\Delta p}{\Delta V} \, \text{dyn} \cdot \text{cm}^{-5}.$$

Die Größe der Volumenelastizität E' kann zahlenmäßig erfaßt werden, wenn für die Volumenzunahme ΔV das Speichervolumen V_1 und für die Druckzunahme Δp die Differenz zwischen dem systolischen Druck p_s und dem diastolischen Druck p_d in die Gleichung eingesetzt wird.

Es ergibt sich dann:

$$E' = \frac{p_s - p_d}{V_1} \, .$$

Während des Vorganges der Speicherung im arteriellen Windkessel ist gleichzeitig am Ende des Speichersystems die entsprechende Menge des systolischen Durchflußvolumens abgeflossen, sie soll in folgenden mit V_{SD} bezeichnet werden. Während der Systolendauer S herrscht dann die Stromstärke i_s, die definiert ist durch

$$i_s = \frac{V_{SD}}{S}$$

oder anders ausgedrückt

$$i_s = \frac{p_{ms} - p_v}{W_s}$$

Das systolische Durchflußvolumen V_{SD} kann dann nach der Formel

$$V_{SD} = \frac{(p_{ms} - p_v) \cdot S}{W_s}$$

bestimmt werden. Das Speichervolumen ist dann zu errechnen, indem man vom Schlagvolumen die Größe V_{SD} abzieht. Es wird mit ΔV bezeichnet. Das auf diese Weise ermittelte Speichervolumen ΔV kann nun schließlich in die Elastizitätsformel eingesetzt werden und ergibt dann die Beziehung:

$$E' = \frac{p_s - p_d}{V_s - \dfrac{p_{ms} - p_v}{W_s}}$$

Der Strömungswiderstand W_s, der während der Systole herrscht, ist mit dem mittleren Strömungswiderstand W_m aber nicht identisch, da die Dehnbarkeit der peripheren Strombahn mit in Rechnung gestellt werden muß. W_s kann nur mit Hilfe von i-p-Kurven bei Kenntnis von W_m abgeleitet werden. Das ist am Ganztier nicht möglich. Deshalb wurde bei den vorliegenden Versuchen der periphere Strömungswiderstand im gesamten Verlauf einer Periode als konstant angenommen. E' wurde nach der Formel

$$E' = \frac{\Delta p \cdot 13400}{\Delta V}$$

errechnet.

Ein eindrucksvolles Untersuchungsergebnis ist in Tabelle 5 dargestellt. Nach der Hyperventilation fiel gegenüber der Normoventilation der systolische Blutdruck von 160 auf 95, der diastolische Druck von 110 auf 70 mmHg ab. Das nach dem FICKschen Prinzip errechnete Herzminutenvolumen nahm von 3,1 auf 2,6 l ab. Das Schlagvolumen des Herzens nahm von 30,4 auf 17,6 ml ab. Das Speichervolumen ΔV sank von 14,5 auf 8,7 ml. Der mittlere periphere Gefäßwiderstand W nahm von 3300 auf 2400 dyn $\cdot$ sec $\cdot$ cm^{-5} ab. Gleichzeitig sank E' von 4300 auf 3800 dyn $\cdot$ cm^{-5} ab. Das Verhältnis ΔV zu V_s blieb praktisch unverändert, während die Dämpfung des Windkessels von 1,31 auf 1,59 zunahm.

Alle weiteren 8 Versuche zeigten richtungsmäßig die gleiche Änderung der gemessenen oder errechneten Kreislaufgrößen. Das ist im folgenden Säulendiagramm graphisch dargestellt. Daraus ist ersichtlich, daß im Durchschnitt aller Versuche der arterielle Mitteldruck um 16% abgefallen ist. An diesem Abfall sind der periphere Gefäßwiderstand, der um 10% abgenommen hat, und das Minutenvolumen, das ebenfalls unter Hyperkapnie um 10% gesunken ist, gleichmäßig beteiligt. Die Abnahme von Δp betrug 39%, die Abnahme E' 20%. Demgegenüber nahm der Faktor $\dfrac{\Delta v}{v_s}$ um 16% zu. Besonders ausgeprägt ist die Abnahme des Schlagvolumens in der Hypokapnie. Dadurch ist die Senkung des diastolischen Blutdruckes um 11% erklärt. Die Zunahme der Schlagfrequenz, die Abnahme von Schlagvolumen und der Blutdruckamplitude ist nach dem x-Test signifikant. Die Höhe der Blutdruckamplitude wird maßgeblich von den beiden Komponenten V_s und E' bestimmt. Da unter der Hypokapnie beide Faktoren reduziert wurden, findet die ausgeprägte Abnahme von der Blutdruckamplitude Δp um 39% ihre Erklärung. Die Zunahme des Faktors $\dfrac{\Delta v}{v_s}$ um 16% legt den Schluß nahe, daß die Speicherung des Windkessels zugenommen hat. Die

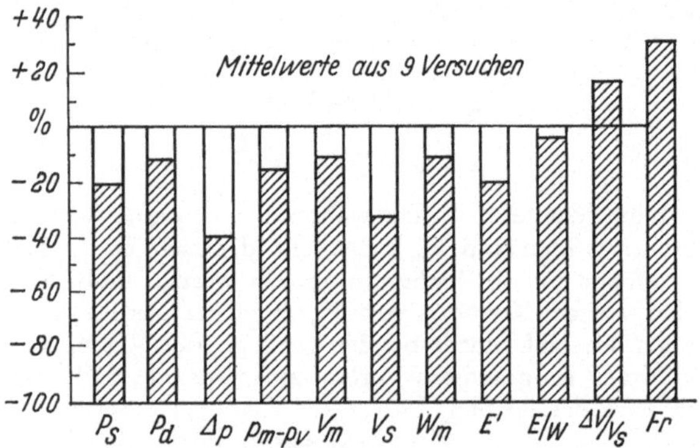

Abb. 21. Prozentuale Veränderung der Kreislaufgrößen nach 1stündiger Hyperventilation. Mittelwerte aus 9 Tierversuchen (Hunde). Zunahme der Herzfrequenz und Abnahme von Schlagvolumen und Blutdruckamplitude sind signifikant.

Tabelle 10. *Kreislaufgrößen und Blutgaswerte bei Spontanatmung, Normoventilation und Hyperventilation bei einem 32 kg schweren Hund.*

Versuch Nr. 1, Hund 32 kg
Narkose: Evipan 1,2 g; Succinylcholin 2 × 45 mg

AV bei Normoventilation 7,0 l/min Beatmungsdruck insp. + 7 cm H_2O exsp. —3 cm H_2O
AV bei Hyperventilation 26,6 l/min Beatmungsdruck insp. +20 cm H_2O exsp. —8 cm H_2O

	p_s mmHg	p_d mmHg	Δp mmHg	$p_m - p_d$ mmHg	p_{ms} mmHg	Frequenz min	V_m ml	V_s ml	I ml	ΔV ml	W m dyn·sec·cm⁻⁵	E' dyn·cm⁻⁵	E'/W	$\Delta V/V_s$	pH	pCO_2 mmHg	$a-v$ Diff. Vol.%	O_2 Verbrauch ml/min
Spontan-Atmung	170	100	70	126	146	92	3,4	37,0	56,5	17,6	3000	5300	1,75	0,48	7,41	41	3,5	118
Normoventilation	160	110	50	128	143	102	3,1	30,4	51,7	15,4	3300	4300	1,31	0,50	7,39	43	3,7	114
Hyperventilation	95	70	25	78	86	148	2,6	17,6	43,3	8,7	2400	3800	1,59	0,49	7,78	9,0	4,4	114

Abnahme von E' ist dabei entscheidend beteiligt. Der errechnete Abfall des Herzminutenvolumens um 10% ist schwer zu interpretieren, zumal Untersuchungen, die Aufschluß über die Höhe der zirkulierenden Blutmenge geben, aus methodischen Gründen nicht angestellt werden konnten. Es kann jedoch die Möglichkeit diskutiert werden, daß ein Teil des Blutes in zentrale Blutspeicher abgegeben wird. Die Abnahme des Minutenvolumens, die sich in erster Linie bei der Berechnung aus einer erhöhten AV-Differenz ergab, kann aber als gesichert gelten, da auch im Pulmonalkreislauf unter Hypokapnie stets erniedrigte Drucke gegenüber dem Ausgangswert gemessen werden. Die Abnahme des Schlagvolumens um 32% erklärt sich hauptsächlich durch die Steigerung der Herzfrequenz. Diese dürfte durch den Blutdruckabfall und die darauf einsetzende eigenreflektorische Steuerung des Kreislaufes über die Pressorezeptoren bedingt sein.

Aus den Ergebnissen der kreislaufanalytischen Untersuchungen kann geschlossen werden, daß die Hypokapnie an der Gefäßmuskulatur des peripheren Strombettes angreift. Die Abnahme des gesamten Widerstandes legt den Schluß nahe, daß durch die Kohlensäureauswaschung die einzelnen Teilwiderstände in der Weise verändert werden, daß die Kreislaufperipherie weiter gestellt wird. Außerdem erfährt die Windkesselfunktion des arteriellen Systems eine Beeinträchtigung. Der Angriffspunkt scheint an der glatten Gefäßmuskulatur zu liegen, der Windkessel wird im Ganzen dehnbarer.

e) Klinische Indikation und Kontraindikation zur künstlichen Beatmung. Der Entschluß zur künstlichen Dauerbeatmung ist wesentlich schwerwiegender als die Entscheidung zur Tracheotomie. Während nach der Tracheotomie die Steuerung der Atmung dem Organismus selbst überlassen bleibt und dabei mit sinnvollen Kompensationsmechanismen gerechnet werden darf, beginnt mit der künstlichen Beatmung eine vollständige Substitutionstherapie. Die Möglichkeiten iatrogener Schädigungen sind wesentlich größer und zahlreicher als bei der Tracheotomie. Generell kann man sagen, daß die künstliche Beatmung in der postoperativen Phase oder nach einer schweren Verletzung dann indiziert ist, wenn *alle* vorhergehenden Behandlungsversuche zur Beseitigung einer Ateminsuffizienz versagt und nicht zur Beherrschung des Krankheitsbildes geführt haben. Das gilt besonders auch für die Fälle, die nach der Tracheotomie eine entscheidende Verbesserung ihres Zustandes vermissen lassen, und bei denen die Schwere der Ateminsuffizienz subjektiv und objektiv zunimmt.

BJÖRK geht noch einen Schritt weiter. Seiner Ansicht nach ist der Energieverbrauch zur Aufwendung der notwendigen äußeren Atmung nach schweren thoraxchirurgischen Eingriffen so sehr erhöht, daß dem frischoperierten Patienten die Atemarbeit in den ersten postoperativen Tagen abgenommen werden sollte. Er stellt aus diesen Überlegungen heraus die Indikation zur Respiratorbehandlung sehr weit.

Will man sich nicht allein auf das klinische Bild verlassen und sucht nach objektiven Zeichen, die eine Indikation für die Respiratorbehandlung ergeben, können die Ergebnisse von Blutgasanalysen herangezogen werden. In der Regel findet man dann CO_2-Spannungen im Blut von über 60 mmHg. BERNSMEIER und FUHRMANN glauben, daß die Bestimmung der Vitalkapazität im Stadium der Ateminsuffizienz die Indikationsstellung abgrenzen hilft. Vitalkapazitäten von unter 1000 ml beim Erwachsenen geben ihrer Ansicht nach die absolute Indikation zur Einleitung der künstlichen Beatmung. Auf etwa denselben Wert wird man kommen, wenn 30% der errechneten Soll-Vitalkapazität als Grenze angenommen werden. Wird dieser Wert unterschritten, dann empfiehlt LIOT künstlich zu beatmen. Dieses Rechnungsverfahren hat den Vorteil, daß es auch bei Jugendlichen und Kindern angewendet werden kann.

Ob die künstliche Beatmung bei der Behandlung des paralytischen Ileus oder beim Nierenversagen nach traumatischer Schädigung eine erfolgversprechende Therapiemethode darstellt, kann im Moment noch nicht abgeschätzt werden. Es gibt aber auch relative Indikationen für die künstliche Beatmung. Darunter fallen in erster Linie Störungen von seiten der Narkose. Sind am Ende eines operativen Eingriffs, der in Intubationsnarkose durchgeführt wurde, die Ausscheidung und der Aufbau von Curare nicht vollständig, so bietet dieser Patient beim Übergang auf die Spontanatmung das Bild einer mehr oder weniger ausgeprägten Ateminsuffizienz. Die Injektion von Prostigmin als Curare-Antidot kann die periphere Anlähmung der Atemmuskulatur zwar sicher beseitigen, seine Anwendung kann aber unerwünschte Nebenerscheinungen haben (bronchiale Hypersekretion, Laryngospasmus, Bronchospasmus). Die Zeit bis zum natürlichen Abklingen der Curarewirkung kann mit einem Respirator überbrückt werden, dabei ist eine Tracheotomie unnötig, die Beatmung kann über den liegenden oralen Intubationskatheter vorgenommen werden.

Kontraindikationen

Aufgrund eigener Erfahrungen stellen das Vorliegen einer breiten Bronchialfistel und die doppelseitige, offene, aktive Tuberkulose eine Kontraindikation zur Respirator-Behandlung dar. Bei der breiten Bronchialfistel, z. B. nach Pneumonektomie, ist die Beatmung weitgehend wirkungslos, weil durch die Fistel ein unkontrollierbares Gasvolumen, das der Respirator liefert, entweicht. Inwieweit die nichtbefallene Lunge mit belüftet werden kann, ist eine Frage der Widerstände im anderen Bronchialsystem. Je größer die Bronchialfistel ist, und je höher die Widerstände auf der kontralateralen Seite sind, desto größer ist der prozentuale Anteil des Gasvolumens, der für die alveoläre Ventilation verloren geht. Björk und Norlander haben zwar beim Vorliegen einer breiten Bronchialfistel vorgeschlagen, durch Tamponade die Fistel zu verschließen. Selbst wenn der Verschluß nicht vollständig ist, so soll doch die künstliche Beatmung mit dem Engström-Respirator durchführbar und erfolgversprechend sein. Die eigenen Erfahrungen haben aber gelehrt, daß unter diesen Voraussetzungen die Respiratorbehandlung versagt, wenn nicht baldigst durch operative Maßnahmen ein Verschluß der Fistel erzielt werden kann.

Ähnlich problematisch ist die Dauerbeatmung von Kranken mit aktiver Lungentuberkulose. Bei einer Patientin mußte wegen rezidivierender Cholangitiden eine Revision des Gallenganges durchgeführt werden. Sie war außerdem Trägerin einer Pneumolyse; die primäre Einschränkung ihrer Atemleistung war durch eine ausgeprägte Kyphoskoliose und beiderseitige Pleuraschwarten bedingt. Nach dem Eingriff kam es erwartungsgemäß zur ventilatorischen Insuffizienz, die zunächst durch die Respiratorbehandlung beherrscht werden konnte, aber letztlich führten massive Streuungen mit doppelseitiger, spezifischer Pneumonie zum Tode.

Wir haben noch eine weitere Kontraindikation für die künstliche Beatmung in der postoperativen Phase kennengelernt: die *kompensierte* respiratorische Acidose. Das sei an einem klinischen Fall demonstriert (Tab. 11 und Abb. 22):

Es handelt sich um einen jungen Mann, der 1945, damals 30jährig, an einer doppelseitigen cavernösen Lungentuberkulose erkrankte. Sie wurde mit Pneumothorax behandelt. 1955, also 10 Jahre später, kam er erstmals in unsere klinische Beobachtung. Es bestand ein doppelseitiger Seropneumothorax. Die Lungenfunktion war mit einer Vitalkapazität von 1 l deutlich eingeschränkt, die Sauerstoffsättigung war an der unteren Grenze der Norm. Ein Jahr später hatte infolge beginnender Verschwartung beiderseits die Vitalkapazität weiter abgenommen, arteriell wurde bereits eine geringgradige Untersättigung des Blutes festgestellt. 1958 bot der Kranke das klassische Bild der Globalinsuffizienz, das sich bis 1959 so ausprägte, daß sich der Patient nurmehr unter zeitweiliger Sauerstoffzufuhr im Bett aufhalten konnte; er war nicht mehr belastungsfähig. Die Kontrolle der Blutgaswerte ergab tiefe arterielle Untersättigung, einen erhöhten pCO_2 und eine Erhöhung des Standardbicarbonats auf das Doppelte der Norm (der erhöhte pH-Wert ist durch momentane Hyperventilation bei der Arterienpunktion zu erklären.) In diesem Stadium wurde der Kranke operiert und eine Dekortikation der linken Seite durchgeführt. Nach der Operation stellte sich wie erwartet eine ausgeprägte Ateminsuffizienz ein, die Tracheotomie als Behandlungsmaßnahme war

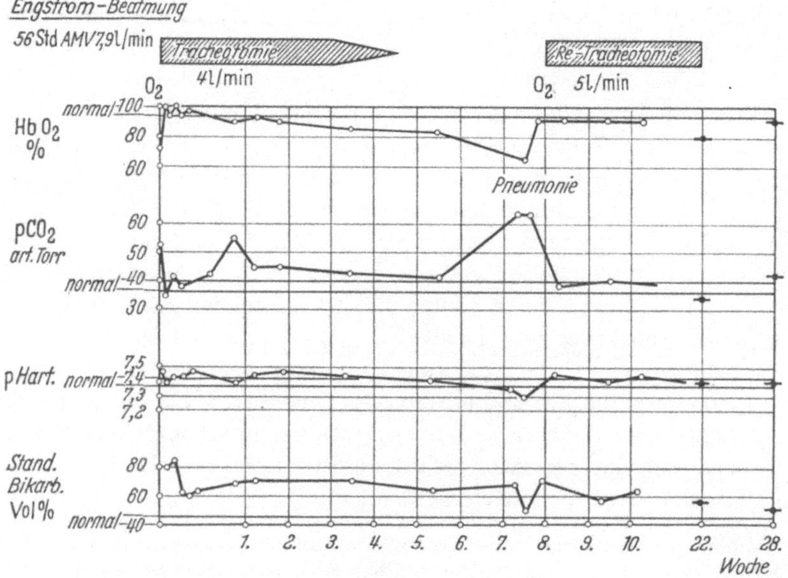

Abb. 22. Verhalten der arteriellen Blutgase des oben erwähnten Kranken nach Decortikation der linken Lunge. Engström-Beatmung über 56 Stunden unmittelbar postoperativ.

unzureichend, daher wurde mit der künstlichen Beatmung begonnen. Das Atemminutenvolumen, das wir dem Patienten administrierten, war nach dem Ventilationsnomogramm von ENGSTRÖM und HERZOG errechnet worden. Tatsächlich stellten sich unter dieser Beatmung Werte ein, die durchaus im Bereich der Norm lagen (O_2-Sättigung 100%, pCO_2 38 mmHg). Als Folge dieser Beatmung setzte eine starke Harnflut ein, der Urin wurde alkalisch. Am 3. Tag der Respiratorbehandlung wurde der Patient bewußtlos. Es traten klonische Krämpfe auf, obwohl eine respiratorische Alkalose durch Blutgaskontrolle nicht nachgewiesen werden konnte. In dieser Situation setzten wir die künstliche Beatmung ab, worauf sich bei erhaltener Spontanatmung der Kohlensäuredruck im arteriellen Blut zwar erhöhte und die Sauerstoffsättigung verringerte; das subjektive und objektive

Tabelle 11. *Ventilatorische Leistung und Blutgase bei einem 30jährigen Mann mit doppelseitiger Lungentuberkulose und doppelseitigen Pleuraschwarten nach früherer Pneumothoraxbehandlung*

Die Blutgase zeigen bei excessiver Ventilationsbehinderung eine kompensierte, respiratorische Acidose

	Ventilation		Arterie
1955	VK AGW Tiff 1 sec rechte Lunge 55 %, linke Lunge 45 %	990 ccm 52,9 l/min 75 % d. VK	HbO_2 % 91 %
1956	VK AGW Tiff 1 sec rechte Lunge 65 %, linke Lunge 35 %	850 ccm 51,0 l 91 % d. VK	HbO_2 % 90 pH 7,45
1958	VK	710 ccm	HbO_2 % 77,4° pH 7,2
1959	ohne Sauerstoff		HbO_2 % 69,7 pCO_2 50 mmHg pH 7,49 Stand bik. 77 Vol. %
	nach Tracheotomie		HbO_2 % 90,6 pCO_2 32,5 mmHg pH 7,35 Stand. bik. 70 Vol. %

Tabelle 12. *Klinische Ergebnisse der apparativen Dauerbeatmung von Kranken mit postoperativer oder posttraumatischer Ateminsuffizienz*

Krankengut der Chirurgischen und Neurochirurgischen Klinik aus den Jahren 1957–1963

		Gesamt	Überlebt	Verstorben
Thoraxeingriffe	vorwiegend ventilat. Insuff.	12	6	6
od. -verletzungen	vorwiegend vespirat. Insuff.	11	4	7
Traumatisch bedingte zentrale Atemlähmung		3	—	3
Akute Hirneinklemmung m. Atemstillstand		2	—	2
Laparotomien		4	2	2
Sonstige Eingriffe	nach Trendelenburgscher Operation nach Ileus-Operationen nach Thymectomie bei Myasthemia gravis	6	4	2
Tetanus		7	3	4
Vergiftungen		3	1	2
Gesamt		48	20	28

Befinden des Patienten war jedoch schlagartig besser. Bis zur 7. Woche war der Zustand des Kranken unter Spontanatmung zufriedenstellend, dann trat eine linksseitige Pneumonie auf, die eine schwere arterielle Untersättigung mit Anstieg des pCO_2 zur Folge hatte. Durch Retracheotomie konnte der Kohlensäuredruck von 70 auf 42 mmHg gesenkt werden, zusätzliche Sauerstoffapplikationen durch das Tracheostoma besserten die Cyanose. Der Patient erholte sich von der Pneumonie und konnte nach der 28. postoperativen Woche entlassen werden.

Aus heutiger Sicht haben wir hier den Fehler gemacht, bei einem Kranken, der an einen erhöhten CO_2-Spiegel gewöhnt war, durch Beatmung einen „physiologischen" Blutchemismus anzustreben. Hätte man bewußt unterventiliert und den Kohlensäuredruck mit dem Respirator auf einen erhöhten Pegel eingestellt, wäre wahrscheinlich die Komplikation der neurologischen Störungen (Bewußtseinsverlust und Krämpfe) ausgeblieben.

f) Besprechung der klinischen Ergebnisse. Wegen passagerer postnarkotischer Störungen, die die relative Indikation zur Respiratorbehandlung abgaben, wurden 23 Patienten über 2–6 Stunden beatmet, von denen keiner an einer Ateminsuffizienz starb. Infolge manifester Ateminsuffizienz mußten 48 Kranke über längere Zeit beatmet werden.

Unser jüngster Patient war 5 Tage alt und konnte über 796 Stunden erfolgreich wegen eines Tetanus beatmet werden.

Die Beatmungsdauer bei allen Patienten schwankte zwischen 2 Tagen und 5 Monaten.

Die Indikation, die zur Respiratorbehandlung führte, und die klinischen Ergebnisse sind in vorstehender Tabelle zusammengefaßt (Tab. 12).

Der größte Teil unserer Mißerfolge ist durch sekundäre entzündliche Lungeninfiltrationen bedingt. Sie sind im Verlauf einer langdauernden Respiratorbehandlung immer zu befürchten, wenn es nicht gelingt, durch Bronchialbaumtoilette unter sterilen Kautelen Sekretansammlungen der Luftwege zu verhüten oder rasch zu beseitigen. Bei einem Großteil der Patienten konnte der Erfolg durch blutgasanalytische Untersuchungen mehrfach kontrolliert und beurteilt werden. Es sei zum Schluß aber auch auf einen Fall hingewiesen, der die Grenzen der künstlichen Beatmung eindrucksvoll aufzeigt.

Ein 43jähriger herz- und lungengesunder Patient wurde wegen eines rechtsseitigen suprasellären Hämangioms trepaniert. Bei der chirurgischen Präparation in unmittelbarer Nachbarschaft des Zwischen- und Mittelhirns trat plötzlich ohne erkennbaren Zusammenhang mit der Narkose ein totaler Atemstillstand auf, so daß im weiteren Verlauf des Eingriffes auf kontrollierte Beatmung übergegangen werden mußte. Der Eingriff wurde zu Ende geführt und nach Verschluß des knöchernen Schädels kam die Spontanatmung wieder in Gang. Obwohl dieser Kranke präoperativ keine Einbuße seiner Lungenfunktion hatte erkennen lassen, war das Atemvolumen vermindert und der Effekt der Atmung unzureichend. Nach der Tracheotomie bot der Patient keine Zeichen einer Ateminsuffizienz mehr. Am 2. postoperativen Tag kam es erneut plötzlich zum Atemstillstand, die rektal gemessene Körpertemperatur war auf 41 °C angestiegen. Unter sofort einsetzender

Respiratorbehandlung stürzte die Temperatur ohne physikalische Maßnahmen auf 33 Grad. Die Kreislaufperipherie wurde tief cyanotisch, obwohl das arterielle Blut durch die Beatmung voll aufgesättigt wurde. Alle Versuche, den Patienten wieder zu erwärmen (Heizkissen, Lichtbogen, Wärmflasche), blieben ohne jeden Erfolg. Unter zunehmendem Versagen des peripheren Kreislaufs bei unbeeinflußbarer metabolischer Acidose kam der Kranke nach 12 Stunden künstlicher Beatmung ad exitum, obwohl die Lungenventilation in Ordnung war.

Mit diesem Beispiel soll demonstriert werden, daß eine Atemsubstitution sinnlos wird, wenn Regulationszentren im Mittel- und Zwischenhirnbereich ausgefallen sind. Diese Gebiete waren bei der Operation sicher irritiert worden. Die Bedeutung des Zwischen- und Mittelhirns für Kreislaufregulationen ist aus den Experimenten von W. R. HESS bekannt.

Die künstliche, maschinelle Dauerbeatmung kann nur effektvoll sein, wenn die Ateminsuffizienz die führende Rolle im Ablauf der Krankheitserscheinungen spielt. Eine sog. Herz- und Kreislaufschwäche – etwa bei toxischen Schäden durch eine Peritonitis oder Mediastinitis – führt letzten Endes auch zu einer insuffizienten Atmung. Was hier Folge einer ungenügenden Durchblutung aller Organe, also auch der Lunge ist, kann natürlich nicht allein mit den Mitteln wirksam bekämpft werden, die bei einer Ateminsuffizienz mit ausschließlich ventilatorischer oder respiratorischer Ursache erfolgreich eingesetzt werden können.

Wie bereits eingehend dargelegt wurde, hat die Ateminsuffizienz schwerwiegende Konsequenzen für Herz- und Kreislauf. Sie lassen sich aber nach Behebung von Hyperkapnie und Hypoxaemie beseitigen. Ist dagegen in umgekehrter Richtung die Beeinträchtigung der Atmung das letzte Glied einer pathogenetischen Kette, kann durch die Beatmung kein wirksamer therapeutischer Effekt erwartet werden.

Zusammenfassung

Der fatale Ausgang chirurgischer Eingriffe ist in mehr als einem Prozent der Fälle postoperativen Störungen der Atmung zur Last zu legen. Bei einem Teil der an dieser Komplikation Verstorbenen ist das Ergebnis der Autopsie unbefriedigend, weil an der Lunge Veränderungen vermißt werden, die ursächlich für den Tod angeschuldigt werden können. Deshalb ist der Tod an postoperativer Ateminsuffizienz nur zu verstehen, wenn die Ursachen für ihre Entstehung und ihre funktionellen Auswirkungen auf andere Organsysteme untersucht und geklärt werden. Verschiedene chronische Formen einer Ateminsuffizienz und ihre Folgen sind seit langem bekannt. Sie sind aber durchaus mit dem Leben vereinbar. Auf der Suche nach Gründen, warum dagegen postoperativ auftretende Ateminsuffizienzen in kurzer Zeit tödlich verlaufen, führten Blutgasuntersuchungen zu dem Ergebnis, daß bei diesen lebensbedrohlichen postoperativen Zuständen stets eine *dekompensierte, respiratorische Acidose* vorliegt.

Der operierte Kranke, bei dem sich die Ateminsuffizienz innerhalb eines kurzen Zeitraumes entwickelt, hat offensichtlich keine Möglichkeit, die Auswirkung einer respiratorisch bedingten Acidose über den Stoffwechsel zu kompensieren. Beim langsamen Entstehen einer Ateminsuffizienz, z. B. als Folge eines Emphysems, ist eine solche Kompensation durch Erhöhung der Pufferkapazität des Blutes möglich.

Eine akute postoperative Ateminsuffizienz kann durch eine Reihe verschiedener Ursachen ausgelöst werden. Die erhebliche Bedeutung einer Vorschädigung des Atemapparates wurde eingehend dargelegt. Außer chirurgischen Komplikationen muß für das Auftreten bedrohlicher Insuffizienzgrade aber in erster Linie die eingeschränkte äußere Ventilation verantwortlich gemacht werden. Sie ist unmittelbare Folge des operativen Eingriffes und führt zur alveolären Hypoventilation. Die dadurch bedingte Retention der Kohlensäure im arteriellen Blut spielt die entscheidende Rolle bei der akuten postoperativen Ateminsuffizienz. Zwar dürfen die pathophysiologischen Auswirkungen einer gleichzeitigen Sauerstoffuntersättigung des Blutes nicht unberücksichtigt bleiben, sie treten jedoch in ihrer Bedeutung gegenüber denen der Hyperkapnie zurück, weil sich eine O_2-Untersättigung in der Regel durch O_2-Anreicherung der Atemluft wirkungsvoll behandeln läßt. Demgegenüber gelingt die Beseitigung einer Kohlensäure-Retention viel schwerer.

Durch Untersuchungen am Menschen konnte gezeigt werden, daß sich unter Kohlensäurebelastung die Atmung charakteristisch verändert. Der Lungengesunde steigert bis zu einem Wert von 65 Torr CO_2 in der Atemluft nur sein Atemvolumen. Erst beim Überschreiten dieses Wertes kommt es zu einer Zunahme der Atemfrequenz. Der Lungenkranke dagegen erhöht – abhängig vom Ausmaß der Funktionseinbuße – schon bei wesentlich geringeren CO_2-Konzentrationen die Atemfrequenz, weil infolge der bestehenden Ventilationseinschränkung eine Vertiefung der Atmung nicht möglich ist. Daraus ergibt sich, daß eine hochfrequente Atmung bei reduziertem Atemvolumen ein sicheres Kriterium für eine Kohlensäure-Retention darstellt.

Um das klinische Bild einer Ateminsuffizienz kausal erklären zu können, und um Einblicke in die pathophysiologischen Auswirkungen der Kohlensäure auf das Herz- und Kreislaufsystem zu gewinnen, wurden Tierversuche angestellt. Dabei ergab sich, daß unter Hyperkapnie die Drucke sowohl in der Arteria pulmonalis als in der Aorta deutlich ansteigen. Die Kreislaufanalyse zeigte, daß diese Drucksteigerung (zumindest unter den Bedingungen der Diffusionsatmung) in erster Linie durch eine Zunahme des Herzminutenvolumens bedingt ist. Weiter konnte herausgearbeitet werden, daß hohe Kohlensäure-Konzentrationen im Blut selbst bei normaler Sauerstoffsättigung die Herzfunktion zum Erliegen bringen; in Hyperkapnie wird außerdem die Toleranz des Herzens gegen Hypoxämie herabgesetzt.

Da die Entstehungsursachen der Ateminsuffizienz postoperativ sehr mannigfaltig sind, liegt dem therapeutischen Plan ein stufenweises Vorgehen zugrunde. Zuerst muß die mechanische Verlegung der Luftwege ausgeschlossen oder beseitigt werden. Im Rahmen bronchoskopischer Untersuchungen konnte gezeigt werden, daß Sekretanschoppungen im Bronchialsystem zu einem Teil auf Knickung oder postoperativer Schleimhautschwellung beruhen. Diese Sekretverhaltung ebnet einer bakteriellen Superinfektion den Boden. Es konnte der Nachweis erbracht werden, daß die bakteriell bedingte Entzündung des Lungenparenchyms eine Sonderform des Hospitalismus darstellt, bei dem die heute übliche antibiotische Therapie oft versagt.

Die Anwendung der Langzeit-Hypothermie zur Behandlung der postoperativen Ateminsuffizienz ist aus prinzipiellen Gründen abzulehnen. Dagegen bringt die Stoffwechseldrosselung mit Hilfe von parenteral verabreichtem, anorganischem Jod entscheidende Vorteile. Die endokrine Stoffwechseldrosselung ist indiziert, wenn die postoperative Ateminsuffizienz in erster Linie durch hohes Fieber ausgelöst wird.

Aus rein rechnerischen Überlegungen kann bei eingeschränkter Ventilation die alveoläre Ventilation nur durch die Verkleinerung des Totraumes verbessert werden, weil die anderen Parameter (Atemvolumen, Atemfrequenz) bei erhaltener Spontanatmung therapeutisch nicht zu beeinflussen sind. Die Verkleinerung des Totraumes gelingt mit Hilfe der Tracheotomie. Ihre Vor- und Nachteile sind ausführlich abgehandelt. Anhand blutgasanalytischer Untersuchungen an ateminsuffizienten Kranken konnte der Effekt der Tracheotomie auf die Ökonomie der Atmung nachgewiesen werden. Sie bringt neben der Besserung des klinischen Zustandes eine Senkung der erhöhten Kohlensäurewerte im Blut.

Ist die Wirkung der Tracheotomie nicht ausreichend, muß die künstliche Beatmung eingeleitet werden. In einer kritischen Stellungnahme werden die Vor- und Nachteile der heute gebräuchlichen Atemmaschinen dargelegt. Dabei konnte gezeigt werden, daß für die Dauerbeatmung aus mehreren Gründen nur ein frequenz-konstantes, volumengesteuertes Gerät brauchbar ist, dessen Prototyp der Engström-Respirator darstellt.

Über die Beatmungsform herrscht heute Einigkeit: Nur unter Wechseldruckbeatmung und Vermeidung hoher inspiratorischer Insufflationsdrucke bleiben unerwünschte Rückwirkungen auf den Kreislauf aus. Die Hauptgefahr der künstlichen Dauerbeatmung besteht in den konsekutiven entzündlichen Veränderungen der Lunge und in einer falschen Wahl des administrierten Atemzeitvolumens. So führt – wie experimentelle Untersuchungen ergeben haben – eine massive Hyperventilation zu schwerwiegenden Veränderungen am peripheren Kreislauf, die mit Erhöhung der Herzfrequenz und Abnahme von Herzminutenvolumen und peripherem Strömungswiderstand einhergehen.

Die Zusammenstellung der Ergebnisse von Tracheotomie- und Respiratorbehandlung am Krankengut unserer Klinik zeigt, daß durch aktive Maßnahme vielen Kranken entscheidend geholfen werden konnte, die früher sicher ihrer Ateminsuffizienz erlegen wären.

Die Behandlung der Ateminsuffizienz stellt zwar ein sehr schwieriges und komplexes, aber für Chirurgen und Anaesthesisten ein lohnendes Aufgabengebiet dar.

Literatur

ALBERS, C.: Blutgase in Hypothermie. Verh. Dtsch. Ges. Kreisl.-forsch. **23**, 53 (1957).
— Die Atmungsreaktion des Hundes auf CO_2 bei gleichzeitiger Belastung der Thermoregulation. Pflügers Arch. Physiol. **272**, 29 (1960).
— Die ventilatorische Kontrolle des Säure-Basen-Haushaltes in Hypothermie. Anaesthesist **11**, 43 (1962).
—, W. BRENDEL, A. HARDEWIG u. W. USINGER: Blutgase in Hypothermie. Pflügers Arch. Physiol. **266**, 394 (1958).
ALBRITTEN, F. F., G. J. HAUPT, and J. H. AMADEO: The change in pulmonary alveolar ventilation achieved by aiding the deflation phase of respiration during anaesthesia for surgical operations. Ann. Surg. **140**, 569 (1954).
ASTRUP, P.: Erkennung der Störungen des Säure-Basen-Stoffwechsels und ihre klinische Bedeutung. Klin. Wschr. **35**, 749 (1957).
—, H. GÖTZSCHE, and F. NEUKIRCH: Laboratory investigations during treatment of patients with poliomyelitis and respiratory paralysis. Brit. Med. J. **1954**/I, 780.
BALDWIN, E. F. DE, A. COURNAND, and D. W. RICHARDS: Pulmonary insufficiency. III. A study of 122 cases of chronic pulmonary emphysema. Medicine **28**, 201 (1949).
— — — Pulmonary insufficiency. II. A study of 39 cases of pulmonary fibrosis. Medicine **28**, 1 (1949).
BALKE, B., J. P. ELLIS, and J. G. WELLS: Adaptive responses to hyperventilation. J. Appl. Physiol. **12**, 269 (1958).
BARCROFT, J., and R. MARGARIA: Some effects of carbonic acid in high concentration on respiration. J. Physiol. **74**, 156 (1932).
—, V. BASNAYAKE, O. CELANDER, A. F. COBBOLD, D. J. C. CUNNINGHAM, and M. G. M. YUKES: The effect of carbondioxide on the respiratory response to noradrenalin in man. J. Physiol. **137**, 365 (1957).
BARK, J.: Säure-Basen-Gleichgewicht bei kontrollierter Beatmung. Anaesthesist **1**, 178 (1952/53).
— Respiratorische Wiederbelebung bei akuter oder chronischer Atmungsinsuffizienz. Dtsch. med. Wschr. **76**, 1407 (1951).
BARKER, E. S., R. B. SINGER, I. R. ELKINTON, and K. J. CLARK: The renal response in man to acute experimental respiratory alcalosis and acidosis. J. Clin. Invest. **36**, 515 (1957).
BARTELS, D. W., I. W. SEVERINGHAUS, R. E. FORSTER, W. A. BRISCOE, and D. V. BATES: The respiratory dead space measured by single breath analysis of oxygen, carbon dioxide, nitrogen or helium. J. Clin. Invest. **33**, 41 (1954).
BARTELS, H.: Die Bedeutung der Messung des O_2-Druckes im Blut für die Chirurgie im allgemeinen und die Lungenchirurgie im besonderen. Langenbeck's Arch. klin. Chir. **270**, 204 (1951).
— Potentiometrische Bestimmung des Sauerstoffdruckes im Vollblut mit der Quecksilbertropfelektrode. Theorie und Versuche. Pflügers Arch. Physiol. **254**, 107 (1951).
— u. G. RODEWALD: Der arterielle Sauerstoffdruck, die alveolär-arterielle Sauerstoffdruckdifferenz und weitere atmungsphysiologische Daten gesunder Männer. Pflügers Arch. Physiol. **256**, 113 (1952).

BARTELS H., G. RODEWALD: Die alveolar-arterielle Sauerstoffdruckdifferenz und das Problem des Gasaustausches in der menschlichen Lunge. Pflügers Arch. Physiol. **258**, 163 (1953/54).

—, R. BEER, E. FLEISCHER u. G. RODEWALD: Methoden zur Untersuchung des Gasaustausches in der Lunge. Klin. Wschr. **33**, 969 (1955).

—, E. BÜCHERL, C. W. HERTZ, G. RODEWALD u. M. SCHWAB: Lungenfunktionsprüfungen. Methoden und Beispiele klinischer Anwendung. Berlin-Göttingen-Heidelberg: Springer 1959.

BECKER, H. M., H. NASSR u. M. SCHWAB: Vergleichende Untersuchungen über den Einfluß von Euphyllin, Cordalin, Coramin, N-Allylnor-Morphin und Levallorphan auf die durch Morphin und Dromoran gehemmte Atmung. Klin. Wschr. **34**, 891 (1956).

BECKER, W. H., K. DEVENS, R. FRITZ, H. R. SCHOEN u. E. WAGNER: Die tödlichen postoperativen Lungenkomplikationen in der Allgemeinen Chirurgie. Bruns' Beitr. klin. Chir. **194**, 203 (1957).

BEHMANN, F. W. u. E. BONTKE: Die Regelung der Wärmebildung bei künstlicher Hypothermie. Experimentelle Untersuchungen über den Einfluß der Narkosetiefe. Pflügers Arch. Physiol. **266**, 408 (1958a).

BENZINGER, TH.: Untersuchungen über die Atmung und den Gaswechsel, insbesondere bei Sauerstoffmangel und Unterdruck, mit fortlaufend unmittelbar aufzeichnenden Methoden. Erg. Physiol. **40**, 1 (1938).

BERGMANN, H.: Prophylaxe und Therapie der postoperativen Lungenatelektasen. Langenbeck's Arch. klin. Chir. **280**, 5 (1955).

BERNSMEIER, A. u. G. FUHRMANN: Zur Therapie der respiratorischen Insuffizienz und ihrer cerebralen Komplikationen. Münch. med. Wschr. **101**, 1439 (1959).

BETTGE, S., R. VOSS, C. F. ROTHAUGE u. H. L'ALLEMAND: Untersuchungen über den Einfluß der Hypothermie auf die Nierenfunktion. Klin. Wschr. **38**, 1182 (1960).

BINET, L., H. BOUR et M. BOCHET: Etude à l'oxymétrie de la saturation SaO_2 du sang artériel en oxygène chez des sujets âgés et des insuffisantes respiratoires chroniques au repos et sous l'effect d'inhalation brusque d'oxygène pure (97 %–100 %). Arch. Biol. Med. **33**, 4 (1957).

BJÖRK, V. O.: Cardiopulmonary function rests. J. Thorac. Surg. **26**, 67 (1953).

— and C. G. ENGSTRÖM: The treatment of ventilatory insufficiency by tracheotomy and artificial ventilation. J. Thorac. Surg. **34**, 228 (1957).

— — The treatment of ventilatory insufficiency after pulmonary resection with tracheotomy and prolonged artificial ventilation. J. Thorac. Surg. **30**, 356 (1955).

— and J. H. HILTY: The arterial oxygen and carbon dioxide tension during postoperative period in cases of pulmonary resections and thoracoplastics. J. Thorac. Surg. **27**, 455 (1954).

— and H. J. HILTY: The change in the arterial oxygen and carbon dioxide tension during voluntary hyperventilation as a test of lung function. J. Thorac. Surg. **27**, 541 (1954).

— and E. F. SALEM: The blood flow through an atelectatic lung. J. Thorac. Surg. **20**, 933 (1950).

BLASIUS, W. u. G. ZIMMERMANN: Der Einfluß von Atemgröße und Atemfrequenz künstlicher Hyperventilation auf den Blutdruck des Kaninchens. Pflügers Arch. Physiol. **263**, 283 (1956).

BOCK, A. V., D. B. DILL, H. T. EDWARDS, L. J. HENDERSON, and J. H. TALBOTT: On the partial pressures of oxygen and carbon dioxide in arterial blood and alveolar air. J. Physiol. **68**, 277 (1929/30).

BOLT, W. u. H. RINK: Beitrag zur Funktionsanalyse der oberen Teilplastik und ihrer Korrektur. Schweiz. Zschr. Tbk. **10**, 8 (1953).

Bolt, W., H. Rink u. H. A. Gerlach: Fragen der Atmung in der Nachbehandlung nach Thoraxoperationen speziell in der frühen postoperativen Phase. Anaesthesist 6, 298 (1957).

—, W. Hollmann, H. Valentin u. H. Venrath: Zur funktionellen Differenzierung cardial oder pulmonal bedingter Lungenveränderungen. Beitr. Klin. Tbk. 116, 642 (1957).

—, H. W. Knipping u. H. Rink: Praktische Herz- und Lungenfunktionsfragen in der Lungenchirurgie. Münch. med. Wschr. 95, 392 (1953).

—, H. Valentin u. N. Tietz: Drücke in Pulmonalarterie, Herzminutenvolumen und Atmung bei akuter respiratorischer Hypoxie. Arch. Kreislaufforsch. 27, 19 (1957).

Brassfield, Ch. R. and R. Margaria: A correlation of the pH of arterial blood on urine as affected by changes in pulmonary ventilation. Amer. J. Physiol. 132, 272 (1941).

Brauer, L.: Die respiratorische Insuffizienz. Verh. Dtsch. Ges. Kreisl.-forsch. 13, 37 (1940).

— u. H. W. Knipping: Zur respiratorischen Insuffizienz. Beitr. Klin. Tbk. 101, 424 (1949).

Brecher, G. A. and G. Mixter: Augmentation of venous return by respiratory efforts under normal and abnormal conditions. Amer. J. Physiol. 171, 710 (1952).

Brendel, W., E. Koppermann u. R. Thauer: Der Kreislauf in Narkose. Pflügers Arch. Physiol. 259, 357 (1954).

—, C. Albers u. W. Usinger: Der Kreislauf in Hypothermie. Pflügers Arch. Physiol. 266, 341 (1958a).

Brown, E. B. jr., and F. Miller: Ventricular fibrillation following a rapid fall in alveolar carbon dioxide concentration. Amer. J. Physiol. 169, 56 (1952).

Brown, F. K.: Cardiovascular effects of acutely raised intracranial pressure. Amer. J. Physiol. 185, 510 (1956).

Bücherl, F.: Die Bedeutung des intrabronchialen bzw. intraalveolären Druckes für die Haemodynamik. Anaesthesist 6, 224 (1957).

Bücherl, E. S.: Säure-Basen- und Elektrolytstoffwechsel, Kreislauf und Ventilation während Kohlensäurebeatmung. Anaesthesist 9, 67 (1960).

Bühlmann, A. u. G. Hossli: Die Atemmechanik während künstlicher Beatmung. Thoraxchir. 7, 402 (1959).

— CO_2-Wirkungen auf Körper-, Lungen- und Gehirnkreislauf. Anaesthesist 9, 65 (1960).

—, G. Hossli u. A. Hunziker: Respiratorische Acidose und Kreislauf mit besonderer Berücksichtigung des Gehirnkreislaufes. Schweiz. med. Wschr. 90, 7 (1960).

—, C. Maier, M. Hegglin, R. Kälin u. F. Schaub: Beziehungen zwischen Lungenfunktion und Lungenkreislauf. Schweiz. med. Wschr. 83, 1199 (1953).

— u. P. H. Rossier: Die Bedeutung der Lungenfunktionsprüfung für die Thoraxchirurgie. Dtsch. med. Wschr. 85, 621 (1960).

Campbell, J. M. H.: Carbon dioxide tension and oxygen consumption. J. Physiol. 57, 386 (1923).

Capelle, W.: Zur Entstehung und Vorbeugung der mittelbaren Operationsfolgen. Dtsch. Zschr. Chir. 233, 674 (1931).

Cara, M.: Inefficacité et danger de l'oxygénothérapie. Anesth. et analg. 11, 2 (1954).

— Le respirateur universel d'Engström, appareil de prothèse ventilatoire. Anesth. et analg. 11, 3 (1954).

Christie, R. V., R. Marshall, and W. R. Stone: The relationship of dyspnoea to respiratory effort in normal subjects, mitralstenosis and emphysema. Clin. Sc. **13**, 625 (1954).

Churchill-Davidson, H. C.: The cause and treatment of prolonged apnoea. Anesthesiology **20**, 535 (1959).

Comroe, J. H., and R. D. Dripps: The physiological basis for oxygen therapy. American Lecture Series No. 42. Springfield: C. Thomas, 1950.

—, R. E. Forster, W. A. Briscoe, and E. Carlsen: The lung. Chicago 1955.

Cournand, A., and D. W. Richards: Pulmonary insufficiency. Discussion of a physiological classification and presentation of clinical tests. Amer. Rev. Tbc. **44**, 123 (1941).

—, E. F. de Baldwin, R. C. Darling, and D. W. Richards: Studies on intrapulmonary mixture of gases. J. Clin. Invest. **20**, 681 (1941).

—, H. L. Motley, L. Werkö, and D. W. Richards: Physiological studies of the effects of intermittend positive pressure breathing on cardiac output in man. Amer. J. Physiol. **152**, 162 (1948).

—, R. L. Riley, S. E. Bradley, E. S. Breed, R. P. Noble, H. D. Lauson, M. I. Gregersen, and D. W. Richards: Studies of the circulation in clinical shock. Surg. **13**, 964 (1943).

—, —, A. Himmelstein, and R. Austrian: Pulmonary circulation and alveolar ventilation–perfusion relationship after Pneumonectomie. J. Thorac. Surg. **19**, 80 (1950).

Da Costa, I. A., J. W. Ratcliffe, and F. Gerbode: Studies on the physiological effects of hypothermia in chronic experimental cyanosis. Ann. Surg. **140**, 821 (1954).

Dale, H. H., and C. L. Evans: Effects on the circulation of changes in the carbon dioxide content of the blood. J. Physiol. **56** (1922).

Debrunner, W., A. Müller, R. Gürtler u. De Gasparo, D.: Lungenzirkulation und Blutgassättigung bei Lungenatelektase, einseitiger Anoxie und verschieaenen Graden von Pneumothorax mit besonderer Berücksichtigung der offenen thorakalen Eingriffe beim Menschen. Langenbecks Arch. klin. Chir. **290**, 329 (1959).

Descotes, I. P., A. Jeunet et J. de Rougemont: Possibilitées nouvelles de la réanimation respiratoire en neurochirurgie. Anesth. et analg. **14** (1957).

Devens, K. u. H. R. Schoen: Zur Bedeutung der Lungenfunktionsprüfung für die Prophylaxe und Therapie postoperativer Pneumopathien. Anaesthesist **6**, 302 (1957).

Dill, D. B., A. Graybiel, A. Hurtado u. A. C. Taquini: Der Gasaustausch in den Lungen im Alter. Zschr. Altersforsch. **2**, 20 (1940).

Dönhardt, A. u. K. Schernau: Untersuchungen über die Aufhebung der Atemdepression durch Morphin und Morphinderivate. Anaesthesist **6**, 72 (1957).

Draper, W. B., and R. W. Whitehead: Phenomenon of diffusion on respiration. Anesth. and Analg. **28**, 30 (1949).

Enghoff, H.: Zur Frage des schädlichen Raumes bei der Atmung. Eine statistische Studie. Scand. Arch. Physiol. **63**, 15 (1932).

Engström, C. G.: Treatment of servere cases of respiratory paralysis by the Engström Universal Respirator. Brit. Med. J. **18**, 666 (1954).

— Behandlungsprinzip der respiratorischen Insuffizienz. Thoraxchir. **6**, 171 (1958).

— and V. O. Björk: Notre expérience de la respiration artificielle en chirurgie thoracique. Anesth. et Analg. **5**, 925 (1955).

Engstuöm, C. G., P. Herzog, and O. Norlander: A method for the continuous measurement of oxygen consumption in the presence of inert gases during controlled ventilation. Acta anaesth. Scand. 5, 115 (1961).

Erbslöh, F.: Muskelkrankheiten. In: Differentialdiagnose neurologischer Krankheitsbilder, S. 821, 2. Auflage. Stuttgart: G. Thieme 1963.

—, P. Klärner u. A. Bernsmeier: Über die Bilanz des cerebralen Zuckerstoffwechsels. Klin. Wschr. 36, 849 (1958).

Euler, v., U. S.: Physiologie des Lungenkreislaufes. Verh. Dtsch. Ges. Kreisl.-forsch. 17, 2 (1951).

— and G. Liljestrand: Observations on the pulmonary arterial blood pressure in the cat. Acta physiol. Scand. 12, 301 (1946).

Fleckenstein, A.: Der Kalium-Natrium-Austausch als Energieprinzip in Muskel und Nerv. Berlin-Göttingen-Heidelberg: Springer 1955.

Fleisch, A.: Experimentelle Untersuchungen über die Kohlensäurewirkung auf die Blutgefäße. Pflügers Arch. Physiol. 171, 86 (1918).

Fowler, W. S.: Lung function studies. The respiratory dead space. Amer. J. Physiol. 154, 405 (1948).

Frank, O.: Die Grundform des arteriellen Pulses. 1. Abhandlung. Zschr. Biol. 37, 483 (1899).

Gaensler, E. A., D. W. Cugell, J. Lindgren, J. M. Verstraeten, S. S. Smith, and J. W. Streidler: The role of pulmonary insufficiency in mortality and invalidism following surgery for pulmonary tuberculosis. J. Thorac. Surg 9, 161 (1955)

Gambino, S. R.: Comparisons of pH in human arterial, venous and capillary blood. Amer. J. Clin. Path. 32, 298 (1959).

Gaubatz, L.: Über Funktionsprüfung vor und nach operativer Kollapstherapie. Beitr. Klin. Tbk. 90, 201 (1938).

Gnüchtel, W.: Untersuchungen über die Zwerchfellbehinderung bei Oberbauchoperierten. Anaesthesist 3, 163 (1954).

Goldensohn, E. S., R. W. Whitehead, P. M. Parry, J. N. Spencer, R. F. Grover, and W. B. Draper: Studies on diffusion respiration effect of diffusion respiration and high concentrations of CO_2 on cerebro-spinal fluid pressure of anaesthezised dogs. Amer. J. Physiol. 165, 334 (1951).

Gollwitzer-Meier, K.: Anoxaemie und Kreislauf. Pflügers Arch. Physiol. 220, 434 (1928).

— u. E. Lerche: Reflektorischer und zentraler Anteil der CO_2-Wirkung auf die Atmung. Pflügers Arch. Physiol. 244, 145 (1941).

Gordh, T., H. Linderholm, and O. Norlander: Pulmonary function in relation to anesthesia and surgery evaluated by analysis of oxygen tension of arterial blood. Acta anaesth. Scand. 2, 15 (1958).

Grab, W. u. K. Oberdisse: Die medikamentöse Behandlung der Schilddrüsenerkrankungen. Stuttgart: G. Thieme 1959.

Graham, G. R., D. W. Hill u. J. F. Nunn: Die Wirkung hoher CO_2-Konzentration auf Kreislauf und Atmung. Anaesthesist 9, 70 (1960).

Gray, J. S.: Pulmonary ventilation and its physiological regulation. Springfield: C. Thomas 1949.

Grosse-Brockhoff, F., H. Rein u. W. Schoedel: Über Empfindlichkeitsänderungen der Kreislaufregulationszentren im O_2-Mangel. Pflügers Arch. Physiol. 245, 440 (1942).

— u. W. Schoedel: Der effektive schädliche Raum. Pflügers Arch. Physiol. 238, 213 (1936).

GUFFANTI, A. et G. NOLI: Remarques sur la fonction cardiorespiratoire pendant la période postoperatoire immédiate en chirurgie pulmonaire. Sem. Hôp. Ann. Chir. **1957**, 1101.

HADORN, W. u. G. RIVA: Die Störungen der Kaliämie und ihre klinische Bedeutung. Schweiz. med. Wschr. **81**, 761 (1951).

HALDANE, J. S.: Respiration. New Haven: Yale University Press 1927.

HAMILTON, W. F.: Physiology of the pulmonary circulation. J. Allergy **22**, 397 (1951).

HARMEL, M. H., J. D. ELDER, and O. NORLANDER: Flow-Pressure Characteristics of Some Different Respirators. Proc. 6. Congr. Scand. Soc. Anesth., Gotenburg 1960.

HARMS, H. u. G. RODEWALD: Eine Methode zur Analyse von Störungen des Belüftungs-Durchblutungs-Verhältnisses. Verh. Dtsch. Ges. inn. Med. **69** (1963).

HASSELBALCH, K. A.: Die Berechnung der Wasserstoffzahl des Blutes aus der freien und gebundenen Kohlensäure desselben, und die Sauerstoffbindung des Blutes als Funktion der Wasserstoffzahl. Biochem. Zschr. **78**, 112 (1917).

— Neutralitätsregulation und Reizbarkeit des Atemzentrums in ihren Wirkungen auf die Kohlensäurespannung des Blutes. Biochem. Zschr. **46**, 403 (1912).

HASTINGS, A. B., J. SENDROY jr., and D. D. VAN SLYKE: Studies of gas and electrolyte equilibria in blood. XII. The value of pK in the Henderson-Hasselbalc equation for blood serum. J. Biol. Chem. **79**, 183 (1928).

HEATH, CH., and E. B. BROWN jr.: Posthyperkapnic haemodynamic changes in dogs. J. Appl. Physiol. **8**, 445 (1956).

HENSCHEL, W. F.: Ursachen, Gefahren und Verhütung der postoperativen Hypoventilation. Anaesthesist **9**, 58 (1960).

HENSCHEN, C.: Die postoperativen Pneumopathien. Basel: Benno Schwabe u. Co. 1934.

HERTZ, C. W.: Pleuraschwarte und Lungenfunktion. Folgezustände nach Pleuritis exsudativa. Beitr. Klin. Tbk. **112**, 446 (1954).

— Theoretische Normalwerte für Lungenvolumen und Ventilationsvolumen. Verh. Dtsch. Ges. inn. Med. **62**, 135 (1956).

— Untersuchungen über den Einfluß der alveolaren Gasdrücke auf die intrapulmonale Durchblutungsverteilung beim Menschen. Klin. Wschr. **34**, 472 (1956).

HESS, R.: Untersuchungen über das Ursprungsgebiet des primären Atmungsrhythmus. Pflügers Arch. Physiol. **243**, 259 (1940).

— Die Regulierung des Blutkreislaufes. Leipzig 1930.

— Die Regulierung der Atmung. Leipzig 1931.

HESSLER, O. u. K. REHDER: Langdauernde künstliche Beatmung bei Thorax- und Schädel-Hirntraumen. Anaesthesist **13**, 104 (1964).

HEYMANS, C.: Über reflektorische Einflüsse auf das Atemzentrum. Verh. Dtsch. Ges. Kreisl.-forsch. **92**, 105 (1928).

HICKAM, J. B., P. WILSON, and R. FRAYSER: Observations on the early elevation of serum potassium during respiratory alcalosis. J. Clin. Invest. **35**, 601 (1956).

HIRDES, J. J.: Het clinische Longfonctieonderzoek. Utrecht: Lumax 1951.

HIRSCH, H.: Durchblutung und PO_2 des Gehirns. Anaesthesist **13**, 117 (1964).

HOLMDAHL, H'son. M.: Pulmonary uptake of oxygen, acid-base metabolism, and circulation during prolonged apnoe. Acta chir. Scand. Supp. **212** (1956).

HOLMES, E. L. and M. I. BARNHART: Effect of increases carbon dioxide tension on liver function in the dog. J. Appl. Physiol. **13**, 184 (1958).

HOOD, R. M. and A. C. BEALL: Hypoventilation, hypoxia and acidosis occuring in the acute postoperative period. J. Thorac. Surg. **36**, 729 (1958).

HUBAY, C. A., R. C. WALTZ, G. A. BEECHER, J. PRAGLIN, and R. A. HINGSON: Circulatory dynamics of venous return during positive–negative pressure respiration. Anesthesiology 15, 445 (1957).

HUTSCHENREUTER, K.: Zum Problem der postnarkotischen Acidose in der Alterschirurgie. Langenbeck's Arch. klin. Chir. 287, 167 (1957).

HÜGIN, W.: Beitrag zur Therapie der narkosebedingten Säureanhäufung. Anaesthesist 2, 193 (1953).

ILROY, Mc. M. B., and R. V. CHRISTIE: The work of beathing in emphysema. Clin. Sc. 13, 147 (1954).

IRMER, W. u. R. SCHUNK: Über die Kohlendioxyd-Eliminierung bei Thoraxoperationen in Seitenlagerung mit künstlicher Beatmung. Anaesthesist 1, 58 (1952/53).

IRSIGLER, F. J.: Zwerchfellnahe (epiphrenische) Lungenatelektasen nach Oberbauchoperationen. Arch. klin. Chir. 193, 488 (1938).

JAKOBY, O., T. SONDERGAARD, and H. H. WANDALL: Respiratory function following pulmonary infarcts. Thorax 10, 127 (1955).

JUST, O.: Zur postoperativen Sauerstofftherapie. Anaesthesist 6, 307 (1957).

KAPFERER, J. M.: Der nutzbare Anteil der Vitalkapazität. Thoraxchir. 1, 547 (1953).

KETY, S. S., and C. F. SCHMIDT: The effect of altered arterial tension of carbon dioxide and oxygen on cerebral blood flow and cerebral consumption of normal young man. J. Clin. Invest. 27, 484 (1948).

KNEBEL, R.: Die Elastizitätsverhältnisse des arteriellen Systems am Starlingschen Herzlungenpräparat. Arch. exper. Path. Pharmak. 197, 485 (1941).

— Haemodynamik des Lungenkreislaufes beim chronischen Cor pulmonale. Verh. Dtsch. Ges. Kreisl.-forsch. 21. Tagung 181–196, 1955.

— u. E. WICK: Über den Einfluß der Atmung auf den zentralen Venendruck. Zschr. Kreisl.-forsch. 47, 623 (1958).

KNIPPING, H. W.: Über respiratorische Insuffizienz. Beitr. Klin. Tbk. 89, 469 (1937).

KÖRNER, M.: Die mechanische Absaugung der unteren Luftwege bei Flüssigkeitsansammlung in der Lunge. Dtsch. med. Wschr. 2, 1477 (1952).

KOOTZ, F.: Die Komplikationen der endotrachealen Narkose. Bruns' Beitr. klin. Chir. 190, 440 (1955).

KRÖNLEIN, R. U.: Diskussionsbemerkung. Verh. Dtsch. Ges. Chir. 1905, 130ff.

KROGH, A.: The comparative physiology of respiratory mechanismus. Philadelphia 1941.

KUCHER, R. u. K. STEINBEREITHNER: Theorie und Praxis der postoperativen Reanimation. Anaesthesist 1, 78 (1952/53).

KUSCHINSKY, G.: Über die Bedingungen der Sekretion des thyreotropen Hormons der Hypophyse. Arch. exper. Path. Pharmak. 170, 510 (1933).

LABORIT, H. et P. HUGUENARD: L'hibernation artificielle par moyens pharmacodynamiques et physiques en chirurgie. J. Chir., Paris 67, 631 (1951).

— Sur l'utilisation des certains agents pharmacodynamiques à action neurovégétative en période per et postoperatoire. Acta chir. Belg. 48, 485 (1949).

— Diskussionsbemerkung. Anesth. and Analg. 14, 686 (1957).

L'ALLEMAND, H., U. J. WASSNER u. E. WAGNER: Die Wirkung respiratorischer Acidose und Alkalose bei Normoxie auf das Herz. Anaesthesist 9, 74 (1960).

— — Behandlung der ventilatorischen Ateminsuffizienz durch Tracheotomie. Kongreßber. dtsch. Ges. inn. Med. 64, 598 (1958).

— — Absolute und relative Indikation für die Anwendung des Engström-Respirators. Thoraxchir. 6, 173 (1958).

— — Die künstliche Beatmung zur Behandlung der postoperativen Ateminsuffizienz. Chirurg 30, 204 (1959).

LASSEN, H. K.: The influence of various operations and of postoperative complications on vital capacity. Acta chir. Scand. **81**, 361 (1938).

LECHTENBÖRGER, H., H. VALENTIN, H. VENRATH, G. FUHRMANN, J. S. ÖZSOY, I. H. STEINFORTH, TH. SCHMITZ u. H. GRIESEMANN: Der Gasstoffwechsel bei akutem Atemstillstand. Thoraxchir. **2**, 250 (1954.)

LINDERHOLM, H. and O. NORLANDER: Carbon dioxide tension and Bicarbonate content of arterial blood in relation to anesthesia and surgery. Acta anaesth. Scand. **2**, 1 (1958).

LIOT, F.: Les indication de la respiration artificielle chez l'adulte au cours de la maladie de Heine-Medin, du syndrome de Guillain Barré et des polyneurites. Therape **12**, 853 (1957).

LOESCHCKE, H. H.: Die Grenzen der Kreislaufumstellung im akuten O_2-Mangelversuch. Luftfahrtmedizin, Berlin **7**, 1 (1943).

— Über den Gasaustausch in der Lunge. Klin. Wschr. **32**, 145 (1954).

— Beziehungen zwischen CO_2 und Atmung. Anaesthesist **9**, 38 (1960).

— Homoiostase des arteriellen CO_2-Druckes und Anpassung der Lungenventilation an den Stoffwechsel als Leistungen eines Regelsystems. Klin. Wschr. **38**, 366 (1960).

— u. K. H. GERTZ: Einfluß des O_2-Druckes in der Einatmungsluft auf die Atemtätigkeit des Menschen, geprüft unter Konstanthaltung des alveolären CO_2-Druckes. Pflügers Arch. Physiol. **267**, 460 (1958).

LOESER, A.: Die schilddrüsenwirksame Substanz des Hypophysenvorderlappens. Arch. exper. Path. Pharmak. **176**, 697 (1934).

LOEWY, A.: Über die Bestimmung der Größe des schädlichen Luftraumes im Thorax und der alveolaren Sauersoffspanung. Pflügers Arch. Physiol. **58**, 416 (1894).

LUBLIN, A.: Gaswechselwerte bei dosierter Behinderung der Atmung. Arch. exper. Path. Pharmak. **182**, 427 (1936).

LYNCH, S., A. LEVY, and K. ELLIS: Effects of alternating positive and negative endotracheal pressures on the caliber of bronchi. Anesthesiology **20**, 325 (1959).

MAIER, H. C. and A. COURNAND: Studies of the arterial oxygen saturation in the postoperative period after pulmonary resection. Surg. **13**, 199 (1943).

MALMÉJAC, J., G. NEVERRE et M. MONTERO: Sur l'activité des centres nerveux vasomoteurs et adrénalino-sécreteurs en hypothermie. Comptes rendus des séances de la Societé de Biologie. Tome CL, 1956, 378.

MALONEY, J. V., W. S. DERRICK, and J. L. WHITTENBERGER: A device producing regulated assisted respiration. II. The prevention of hypoventilation and mediastinal motion during intrathoracic surgery. Anesthesiology **13**, 23 (1952).

— — —, and J. P. ISAACS: A method for the measurement of pulmonary ventilation during anesthesia. Anesthesiology **13**, 571 (1952).

MALORNY, G.: Das Verhalten der Elektrolyte im Blut und Gewebe bei erhöhten CO_2-Spannungen der Atemluft. Naunyn-Schmiedeberg's Arch. exper. Path. Pharmak. **205**, 684 (1948).

MANN, K. J.: Postoperative respiratory complications. A Study of 1000 cases. Thorax, **4** London, 110 (1949).

MARRS, J. W.: Acute gastric dilatation due to nasal oxygen. Ann. Surg. **148**, 835 (1958).

MARSHALL, E. K. jr. and M. ROSENFELD: Depression of respiration by oxygen. J. Pharmacol. Exper. Therap. **57**, 437 (1936).

MATTHES, K.: Untersuchungen über die Ventilation der Lungen. Verh. Dtsch. Ges. Kreisl.-forsch. **13**, 107 (1940).

MARTIN, F. E. and W. W. STEAD: Physiologic studies following thoracic surgery III. Ventilatory studies in the immediate postoperative period. J. Thorac. Surg. **25**, 417 (1953).

MAURATH, J.: Pathophysiologie der Atmung in der Lungenchirurgie. Stuttgart: Thieme 1955.

— Zur Bedeutung der prä- und postoperativen Verschiebungen und Bestimmungen des Standardbikarbonats (Alkalireserve). Med. Welt **843** (1960).

MELZER, L.: Die Beeinflussung der Lungenfunktion durch Bauchoperationen. Zbl. Chir. **78**, 1729 (1953).

MILLER, F. A., E. B. BROWN, J. J. BUCKLEY, F. A. VAN BERGEN, and R. L. VARCO: Respiratory acidosis; its relationships to cardiac function and other physiologic mechanism. Surg. **32**, 171 (1952).

MOCKENHAUPT, A.: Lungenfunktion bei Resektionsbehandlung. Beitr. Klin. Tbk. **116**, 487 (1957).

MOTLEY, H. and TOMASHEFSKI: Effects of high and low oxygen levels and intermittent positive pressure. J. Appl. Physiol. **3**, 189 (1950).

MUNDT, E., W. SCHOEDEL u. H. SCHWARTZ: Über den effektiven schädlichen Raum. Pflügers Arch. Physiol. **244**, 107 (1941).

NAHAS, G. G. and H. L'ALLEMAND: Circulation in dogs after respiratory arrest induced by curare. J. Appl. Physiol. **8**, 4 (1956).

NELSON, T. G.: Tracheotomy. Baltimore 1958.

NOELL, W. u. M. SCHNEIDER: Über die Flimmerbereitschaft des Herzens in der Erholung nach schwerstem Sauerstoffmangel. Zschr. exper. Med. **113**, 170 (1943).

NORLANDER, O.: Anaesthesiologische Gesichtspunkte der Handhabung thoraxchirurgischer Fälle während und nach Operation. Thoraxchir. **6**, 162 (1958).

OPITZ, E.: Über akute Hypoxie. Erg. Physiol. **44**, 315 (1941).

— u. M. SCHNEIDER: Über die Sauerstoffversorgung des Gehirns und den Mechanismus von Mangelwirkungen. Erg. Physiol. **46**, 126 (1950).

OSBORN, J. J.: Experimental hypothermia: Respiratory and blood pH changes in relation to cardiac function. Amer. J. Physiol. **175**, 389 (1953).

OTIS, A. B., and J. JUDE: Effect of body temperature on pulmonary gas exchange. Amer. J. Physiol. **188**, 355 (1953).

PFLÜGER, E.: Über die Ursachen der Atembewegungen sowie der Dyspnoe und Apnoe. Pflügers Arch. Physiol. **1**, 61 (1868).

PICHOTKA, J.: Der Gesamtorganismus im Sauerstoffmangel. In: Handbuch der allgemeinen Pathologie Bd. IV/2, S. 497 Berlin-Göttingen-Heidelberg: Spinger 1957.

POULSEN, H., J. SKALL-JENSEN, J. STAFFELDT, and M. LANGE: Pulmonary ventilation and respiratory gas exchange during manual artificial respiration and expired-air resuscitation on apnoeic normal adults. Acta anaesth. Scand. **3**, 129 (1959).

RAHN, H., and W. O. FENN: A graphical analysis of the respiratory gas exchange. Physiol. Soc., Wash. 1955.

— and A. B. OTIS: Alveolar air during simulated flights to high altitudes. Amer. J. Physiol. **150**, 202 (1947).

REEVES, J. L., and E. B. BROWN, jr.: Respiratory compensation to metabolic alcalosis on dogs. Influence of high oxygen concentration. J. Appl. Physiol. **13**, 179 (1958).

REIN, H.: Die physiologische Verknüpfung von Atmung und Kreislauf. Nauheimer Fortbildungslehrgänge XI, 1935, Verl. Th. Steinkopff.

— Ein Beitrag zur Organisation der Regelungsvorgänge im peripheren Kreislaufapparat. Pflügers Arch. Physiol. **244**, 603 (1941).

— u. M. SCHNEIDER: Einführung in die Physiologie des Menschen. Springer 1955.

RILEY, R.L., and A.COURNAND: "Ideal" alveolar air and the analysis of ventilation-perfusion relationships in the lungs. J. Appl. Physiol. **1**, 825 (1949).

ROBERTS, C. E.: Acidose und Alkalose. Klin. Wschr. **35**, 997 (1957).

RODDIC, I. C., J. T. SHEPHERD, and R. F. WHELAN: Humoral vasodilatation in the forearm during voluntary hyperventilation. J. Physiol. **137**, 80 (1957).

RODEWALD, G. u. H. HARMS: Beziehungen zwischen PO_2 und PCO_2 in Normo- und Hypothermie. Anaesthesist **13**, 113 (1964).

ROSSIER, P. H.: L'insuffisance pulmonaire. Rev. méd. Suisse rom. **52**, 666 (1932).

—, A. BÜHLMANN u. K. WIESINGER: Physiologie und Pathophysiologie der Atmung. Berlin-Göttingen-Heidelberg: Springer 1956.

— et H. MEAN: L'influence de la fièvre sur les échanges respiratoires et les gaz du sang. Helvet. med. acta **3**, 666 (1936).

— u. K. WIESINGER: Pathophysiologische Differienzierung durch den Sauerstoffverbrauch. Beitr. Klin. Tbk. **101**, 407 (1948).

SCHAEFER, H.: Theorie der neuromuskulären Übertragung des Muskeltonus. Anaesthesist **1**, 1 (1952/53).

SCHARF, J. H.: Zellbildveränderungen in der Adenohypophyse der Ratte während jodbedingter Stoffwechseländerung. Verh. Anat. Ges. **52**, 336 (1954).

— Regelungsvorgänge in lebenden Wesen. München-Oldenburg 1961, S. 105 bis 125.

SCHAUB, F., A. BÜHLMANN u. R. KÄLIN: Das Kyphoskolioseherz und seine Pathogenese. Cardiologia **25**, 148 (1954).

— u. T. WEGMANN: Zur Klinik und Pathogenese des sogenannten Kyphoskolioseherzens. Schweiz. med. Wschr. **84**, 1147 (1954).

SCHERRER, M. u. J. HODLER: Gasaustausch und Haemodynamik bei künstlicher Beatmung. Schweiz. med. Wschr. **87**, 1509 (1957).

SCHNEIDER, H.: Tierexperimentelle Untersuchungen zur Klärung der Entstehung sog. Atelektasen nach Langzeitbeatmung. Anaesthesist **13**, 105 (1964).

SCHOEN, R.: Die Atmung. Lehrbuch der speziellen pathologischen Physiologie, 9. Auflage. Stuttgart: G. Fischer.

SCHÖNBACH, G., R. VOSS u. H. L'ALLEMAND: Haemodynamische Untersuchungen bei der Oberflächenunterkühlung. Med. Bild-Dienst Roche **3** (1961).

SCHOSTOK, P.: Klinische und experimentelle Untersuchung über die respiratorische Acidose und deren Konsequenzen für die Therapie. Anaesthesist **6**, 270 (1957).

— Pathophysiologische Auswirkungen der Lungenresektion mit einem tierexperimentellen Beitrag zur respiratorischen Acidose. Habil.-Schr. Gießen 1958.

SCHWAB, M.: Zur Behandlung des Lungenemphysems mit chronischer respiratorischer Acidose. Klin. Wschr. **35**, 157 (1957).

— u. H. WISSER: Die Bestimmung des Bicarbonatgehaltes im Plasma und seine klinische Bedeutung. Klin. Wschr. **36**, 741 (1958).

SCHWARTZ, W. B., H. FALBRIARD, and G. LEMIEUX: The kinetics of bicarbonate reabsorption during acute respiratory acidosis. J. Clin. Invest. **38**, 939 (1959).

SCURR, C. F.: Carbondioxide retention simultating curarisation. Brit. Med. J. **4**, 861 (1954).

SEVERINGHAUS, J. W.: Respiration in hypothermia. Ann. N. Y. Acad. Sc. **80**, 384 (1959a)

—, M STUPFEL, and A. F. BRADLEY: Accuracy of blood pH and PCO_2 determinations. J. Appl. Physiol. **9**, 189 (1956).

— — — Variations of serum carbonic acid pK' with pH and temperature. J. Appl. Physiol. **9**, 197 (1956).

SINGER, R. B., R. C. DEERING, and J. K. CLARK: The acute effects in man of a rapid intravenous infusion of hypertonic sodium bicarbonate solution J. Clin. Invest. **35**, 245 (1956).

SLYKE, D. D. VAN: On the measurement of buffer values and on the relationship of buffer values to the dissociation constant of the buffer and the concentration and reaction of the buffer solution. J. Biol. Chem. **52**, 2 (1922).

— and J. M. NEILL: The determination of gases in blood and other solutions by vacuum extraction and manometer measurement. J. Biol. Chem. **61**, 523 (1924).

STAUDINGER, HJ. u. I. HAEMEL-IMMENDÖRFER: Der Kohlehydrathaushalt unter dem Einfluß von Kälte. Beitr. path. Anat. **109**, 409 (1944).

STEAD, W. W.: Physiologic studies following thoracic surgery II. Immediate effects of upper lobectomy combined with a five-rib thoracoplasty. J. Thorac. Surg. **27**, 306 (1954).

STOFFREGEN, J.: Atmung und Beatmung. Heidelberg: Dr. Alfred Hüthig Vlg.

STROUD, R. C., and H. RAHN: Effect of O_2 and CO_2 tension upon the resistance of pulmonary blood vessels. Amer. J. Physiol. **172**, 211 (1953).

SZEREKERS, G. LICHNER u. F. VARGA: Über die verschiedene Empfindlichkeit der rechten und linken Herzkammermuskulatur gegenüber Hypoxie. Arch. Kreislaufforsch. **28**, 125 (1958).

THAUER, R.: Ergebnisse experimenteller Kreislaufuntersuchungen bei Hypothermie. Thoraxchir. **3**, 522 (1956).

— Kreislauf und Narkose. Verh. Dtsch. Ges. Kreisl.-forsch. **23**, 1 (1957).

— u. W. BRENDEL: Hypothermie. Progr. Surg. **2**, Karger, Basel/New York: (1962) 73.

TRAUTWEIN, W. u. J. DUDEL: Hemmende und erregende Wirkung des Acetylcholin am Warmblüterherzen. Zur Frage der spontanen Erregungsbildung. Pflügers Arch. Physiol. **266**, 653 (1958).

ULMER, W. T.: Die Bedeutung der intra- und postoperativen Kohlensäuredruckmessung an Hand klinischer Erfahrungen. Anaesthesist **9**, 60 (1960).

ULMER, W. u. M. STAMMBERGER: Untersuchungen über den funktionellen Totraum bei Arbeit und bei willkürlich vertiefter Atmung. Pflügers Arch. Physiol. **268**, 484 (1959).

UMBACH, W.: Erfahrungen in der Bekämpfung der postoperativen Lungenkomplikationen. Dtsch. med. Wschr. **1949**, 1421.

VOSS, R., S. FETZER u. H. L'ALLEMAND: Über die Bedeutung des endokrinen Systems für die künstliche Hypothermie. Klin. Wschr. **38** (1960).

VOSSSCHULTE, K.: Postoperative Lungenkomplikationen in der allgemeinen Chirurgie. Bull. Soc. Internat. Chir. **14**, 460 (1955).

— Das allgemeine Operationsrisiko bei anatomischen und funktionellen Schäden am Respirationsorgan. Verh. Dtsch. Ges. inn. Med. **62**, 639 (1956).

— Die postoperativen Lungenkomplikationen ohne Berücksichtigung der Tuberkulose. Langenbeck's Arch. klin. Chir. **288**, 328 (1958).

WAERDEN VAN DER, B. L. u. E. NIEVERGELT: Tafeln zum Vergleich zweier Stichproben mittels X-Test und Zeichentest. Berlin-Göttingen-Heidelberg: Springer 1956.

WHALEN, W. J.: Some effects of hyperventilation on respiratory pattern. Amer. J. Physiol. **183**, 445 (1955).

WASSNER, U. J.: Der einseitige CO_2-Rückatmungstest und seine Bedeutung für die Operationsindikation bei doppelseitigen Lungenprozessen. Thoraxchir. **5**, 71 (1957).

— Die Messung der Reaktionsfähigkeit der peripheren Lungengefäße zur Risikoeinschätzung bei Operationen am Herzen und an den Lungen. Dtsch. Zschr. Chir. **289**, 456 (1958).

WASSNER, U. G. u. H. L'ALLEMAND: Ursache und Behandlung der postoperativen Lungenkomplikationen. Münch. med. Wschr. **102**, 590 (1960).
— Funktionelle Spätfolgen nach Lungenresektionen. Dtsch. Zschr. Chir. **295**, 732 (1960).
— u. H. L'ALLEMAND: Die Tracheotomie zur Behandlung der postoperativen Ateminsuffizienz. Chirurg **29**, 342 (1958).
— — Die Behandlung der postoperativen Lungeninsuffizienz. Zbl. Chir. **86**, 356 (1961).
WEZLER, K. u. A. BÖGER: Die Dynamik des arteriellen Systems, der arterielle Blutdruck und seine Komponenten. Erg. Physiol. **41**, 292 (1939).
WHITEHEAD, R. W., J. N. SPENCER, T. N. PARRY, and W. B. DRAPER: Studies on diffusion respiration, oxygen and carbon dioxide content and hydrogenion concentration of arterial and venous abdominal blood of dogs during diffusion respiration. Anesthesiology **10**, 54 (1949).
WHITTENBERGER, J. L.: Artificial respiration. Physiol. Rev. **35**, 611 (1959).
ZECHMANN, F., F. G. HALL, and W. E. HULL: Effects of grated resistance to tracheal air flow in man. J. Appl. Physiol. **10**, 356 (1957).
ZUKSCHWERDT, L.: Die Tracheotomie bei Ateminsuffizienzzuständen. Langenbeck's Arch. Klin. Chir. **295**, 645 (1960).

Erschienene Bände :

1 **Resuscitation Controversial Aspects.** Chairman and Editor: Peter Safar. VI, 64 pages, 1963. DM 10,—

2 **Hypnosis in Anaesthesiology.** Chairman and Editor: Jean Lassner. VIII, 51 pages, 1964. DM 8,50

3 **Schock und Plasmaexpander.** Herausgegeben von K. Horatz und R. Frey. 60 Abb., VIII, 154 Seiten, 1964. DM 18,—

4 **Die intravenöse Kurznarkose mit dem neuen Phenoxyessigsäurederivat Propanidid** (Epontol ®). Herausgegeben von K. Horatz, R. Frey und M. Zindler. 163 Abb., XII, 318 Seiten, 1965. DM 21,—

5 **Infusionsprobleme in der Chirurgie.** Unter dem Vorsitz von M. Allgöwer. Leiter und Herausgeber: U. F. Gruber. 14 Abb., IX, 108 Seiten, 1965. DM 7,20

6 **Parenterale Ernährung.** Herausgegeben von K. Lang, R. Frey und M. Halmágyi. 47 Abb., X, 156 Seiten, 1966. DM 19,60

7 **Grundlagen und Ergebnisse der Venendruckmessung zur Prüfung des zirkulierenden Blutvolumens.** Von V. Feurstein. 21 Abb. und 2 Tab., VIII, 37 Seiten, 1965. DM 9,60

8 **Third World Congress of Anaesthesiology.** 46 Fig. and 10 Tables, XI, 173 pages, 1966. DM 24,—

9 **Die Neuroleptanalgesie.** Herausgegeben von W. F. Henschel. 80 Abb., XII, 207 Seiten, 1966. DM 36,—

10 **Auswirkungen der Atemmechanik auf den Kreislauf.** Von R. Schorer. 17 Abb., VIII, 58 Seiten, 1965. DM 14,—

11 **Der Elektrolytstoffwechsel von Hirngewebe und seine Beeinflussung durch Narkosemittel.** Von W. Klaus. 26 Abb., VIII, 97 Seiten, 1967. DM 20,—

12 **Sauerstoffversorgung und Säure-Basenhaushalt in tiefer Hypothermie.** Von P. Lundsgaard-Hansen. 15 Abb., VIII, 91 Seiten, 1966. DM 18,—

13 **Infusionstherapie.** Herausgegeben von K. Lang, R. Frey und M. Halmágyi. 115 Abb., VIII, 246 Seiten, 1966. DM 39,60

14 **Die Technik der Lokalanaesthesie.** Von H. Nolte. 29 Abb., VIII, 53 Seiten, 1966. DM 6,—

15 **Anaesthesie und Notfallmedizin.** Herausgegeben von K. Hutschenreuter. 94 Abb., XII, 286 Seiten, 1966. DM 48,—

16 **Anaesthesiologische Probleme der HNO-Heilkunde und Kieferchirurgie.** Herausgegeben von K. Horatz und H. Kreuscher. 3 Abb., VIII, 39 Seiten, 1966. DM 9,60

17 **Probleme der Intensivbehandlung.** Herausgegeben von K. Horatz und R. Frey. 50 Abb., XII, 119 Seiten, 1966. DM 19,80

18 **Fortschritte der Neuroleptanalgesie.** Herausgegeben von M. Gemperle. 60 Abb. und 27 Tab., X, 148 Seiten, 1966. DM 19,80

19 **Örtliche Betäubung: Plexus brachialis.** Sir Robert R. Macintosh und W. W. Mushin. 32 Abb., VIII, 32 Seiten, 1967. DM 12,—